JN094767

100歳時代の到来とフレイル対策

― ヘルササイズのすすめ ―

斉 藤 定 雄 著

不 昧 堂 出 版

推薦のことば―敬意を込めて―

　恩師である斉藤定雄先生より、近々著作を出版される旨、お手紙をいただいた。タイトルは『100歳時代の到来とフレイル対策』。

　フレイルとは簡単にいうと、加齢に伴って身体機能や精神機能が衰えていく状態のことで、高齢者の多くは、このフレイルの時期を経て要介護の状態に陥るという概念である。運動生理学を学んだものの、還暦を過ぎ生活習慣病に悩まされている小生にとっては、正にタイムリーな内容であり、興味がそそられた。

　しかし、スポーツ社会学の権威である斉藤定雄先生が、なぜフレイル対策の本を執筆されたのか。実はここに、本書の魅力が秘められているのである。

　順天堂大学教授であった当時から、スポーツ科学における学問的知見を実社会で活用し、市民の福祉に資するという立場で、様々な市民活動に取り組んできた斉藤先生は、みんなのスポーツとして「ユニバーサルホッケー」や「フロアボール競技」の普及にご尽力された。小生は、これからのスポーツ活動を通じて、先生から非常に多くのことを教えていただいた。

　そして、驚くべきことに斉藤先生は大学を定年退職後、拠点である習志野市に「21世紀自由クラブ」を設立し、93歳となる今なお、高齢者の健康と生き甲斐づくりの現場で、自ら先頭に立って活動されているのである。

　このクラブでは、約2時間の活動において、まずは健康に関連するトピックを講話したのち、健康エクササイズのスクワットやストレッチを行い、その後ユニバーサルホッケーなどのスポーツゲームを楽しんでいるとのことである。

　本書は、その「21世紀自由クラブ」での活動のエッセンスを、フレイル対策の実践本としてまとめたものである。健康寿命の延伸を目指し行動する高齢者とその指導者にとっては、バイブルとなる書籍であると確信している。

　体育人として、なお指導の現場にあって活動を継続し、世に貢献せんとする斉藤定雄先生の情熱と意欲に、唯唯、敬服するばかりである。

2020年5月吉日

駿河台大学スポーツ科学部長

博士(医学) 吉 野 貴 順

は じ め に

　本書は、急速な高齢化の中で進むフレイル対策に、健康の知識や運動生活の工夫が求められているとき、本書に掲載した健康エクササイズを参考にして、中高齢者がフレイルを予防し、健康な生活を享受していただくために執筆した。

　また中高齢者を対象として健康エクササイズの実践の活動記録をもとに述べているが、活動の目的は健常な人も前健常状態の人も、フレイルに向かう人も誰でもが、多くの健康を得られるであろう健康エクササイズを実践する書となっている。

　活動の内容は、実践する人が健康管理を維持獲得するための運動知識や方法を理解する内容となっている。そしてこの活動は、筋力アップや筋肉トレーニングとは異なり、疲れる前の中程度の運動負荷を目指し、ゲームやアウトドア活動も含んでいるのも特徴のひとつである。よって本書の構成は、健康エクササイズに重点をおき、運動生活の実践を中心に進められている。

　さらに私が立ち上げた千葉県習志野市と八千代市の健康エクササイズの「21世紀自由クラブ」のメンバーから、この活動を日本中に伝えたいという提案があったことも発端になっている。そのため本書で使用している写真など、多方面にわたりクラブメンバーにご協力もいただいた。

　そこで本書を勧めるにあたり、"健康エクササイズ"という表現を、健康（health）と運動（exercise）とを合わせ **"ヘルササイズ（healthercise）"** という新語として表現する。**ヘルササイズ**には、健康知識、健康体操、グループ活動、対話などの社会的活動をも含める。

　本書執筆にあたり、文章の修正や資料集めなどは、「21世紀自由クラブ」の世話人である原田晃良氏が積極的に作業してくれた。また千葉県レクリエーション協会でチーレク・エクサの共同制作に当たった水上道子氏には、本書のために大変なご苦労をいただき完成までこぎつけたことを感謝とともにお礼を申し上げたい。

　また本書は、不昧堂出版の水谷安見氏のご支援がなければ出版されることはなかった。ここに付記して心から感謝を申し上げる。

　2020年 3 月

斉　藤　定　雄

目　　次

V

序章

1 社会変化と文明病の時代

　第二次世界大戦後、世界は大きな社会変化に見舞われた。モータリゼーション時代の到来である。人はドアからドアまで車で移動して、歩くことを必要としない生活となった。

　その結果、肥満、高血圧、糖尿病などの文明病人口が増加する文明病時代となったことを、1970年代のドイツが警告を発した。またイギリスは、便利な余暇の増加を見込んで国の政策にレジャー活動の推進を提案、この結果、余暇問題が世界に広がり、アメリカでは若年層の体力が低下し、軍人の身体能力の低下も懸念されるとして、身体適性の向上を図るフィットネス運動を展開した。

　これらのことから、ドイツのゴールデンプラン、イギリスのスポーツ・フォー・オール、アメリカのフィットネスエクササイズと、国民の健康や体力の強化が進められた。このほかノールウエーのトリムが、スウェーデンやドイツなどに導入され、国民の運動生活の奨励、健康スポーツの推進に国を挙げて取り組むこととなった。

　日本でも、1964年の東京オリンピックを迎え、競技力強化や国民スポーツの振興が進められた。この東京オリンピックは、スポーツ振興法の制定を生み、スポーツの振興のための審議会や体育指導委員の制度が制定され、全国的な国民の健康、体位の向上、競技力の強化が進められ、これが文明病の予防や、運動スポーツ振興の幕開けとなった。

　この頃から運動やスポーツが競技者中心から市民へ、みんなのスポーツへ、国民の生涯スポーツへと展開していく。同時に、モータリゼーションから省力化生活、飽食の時代を経て生活習慣病時代へと進んでいる。

　さらに高齢化社会を迎えた今日、国民の健康問題、特に高齢者の健康維持や健康

寿命の延伸が喫緊の課題となっている。

2　ドイツのスポーツクラブ

　1976年9月、ドイツのマインツ大学（Yohannes Gutenberg: Universität Mainz）に留学して、当時の西ドイツで「みんなのスポーツ」を目指した「ゴールデンプラン」を、スポーツクラブを通じて1年間の調査を行った。

　その調査は、ドイツスポーツクラブ連盟の本部があるフランクフルトからミュンヘン、ケルン、マインツ、ヴィスバーデン、ガルミッシュパルテンキルヘンほか、ベルギーのブリュッセル大学の施設まで広範囲に及んだ。

　まずはフランクフルトのクラブだが、フランクフルトは「都市の森」をもち、「市民の森の日」という祭日がある。この森にスポーツクラブがあって、市民は「森の日」になると家族で森に出かける。テニスコートがあり、遊びや軽いスポーツのできるトリムコース、乗馬クラブ、ハイキングなどで1日を楽しむ。大きなクラブとなるとクラブ専用の体育館やスイミングプールをもつ。ドイツのクラブ組織はフェラインという法的な、国で統括された会員の登録クラブで、クラブ専用の施設をもっているのが原則となっている。

　また一方、ドイツのスポーツクラブには大学と提携したクラブもあって、市民と学生が、教授やクラブ所属の市民指導者と一体となって活動を進めている。筆者が入会して半年過ごしたマインツ大学の併設クラブの指導者は、専任のライセンスをもち「日常は拘束された毎日だが、このクラブにくると開放されて自由な人間に戻るのだ」と笑っていた。

　このようにドイツのスポーツクラブに対しては、大学も開放されて、地域と大学が共同でクラブを運営しているところにも特徴がある。

3　市民スポーツクラブ

　1964年の東京オリンピック終了後、国は体育の日の制定や国民体育大会の支援に乗り出した。

　国民の誰もが運動スポーツに参加できる体制が進む中で、市民の運動参加を進め

るために、1966年の第1回体育の日に、大学を開放して「体育の日の集い」を筆者が中心となって開催、市民募集を行ったところ660人の参加を得た。

以後、「大学市民スポーツクラブ」として組織化して、大学の移転まで18年間運営した。多いときは、1500余の会員を擁する大きなクラブとなった。詳細は、『順天堂大学体育学部30年の歩み』順天堂大学（1984）に掲載されている。

4 指導者養成

国民皆スポーツの奨励として、市民スポーツ、みんなのスポーツ、生涯スポーツなどの用語が生まれ、市民の健康、体位の向上のための運動スポーツが国の政策として進められるに及んで、大学開放の指導者養成講座が誕生した。

「スポーツ振興法」の体育指導委員は、市町村の教育委員会からの依属で選出される。この委員は、ドイツのような指導のライセンスはもたない。そこで委員の下で、直接市民の運動スポーツの指導に当たる指導資格のある指導者を養成する協議が、大学と市教委との間で進み、1979年6月より11月までの6か月間と、翌1980年7月の1か月間の2年にわたる7か月間の講義と実習が行われた。

毎週水曜日と土曜日の19～22時までの3時間、日曜日は9～17時の合計150時間の「社会体育指導者養成大学講座」が実施された。このプログラムは当時は画期的な事業であった。

大学の施設を開放し、教授と学生が中心となり、医学部からは医学、生理学、衛生学、健康学の講義、体育学部からは理論専門の講義、スポーツ指導には体育学部と、それぞれの専門教授と学生が担当して、熱心な大学講座が行なわれた。

この大学講座に参加して、市民スポーツ指導員のライセンスを得た153人の指導者は、市民の運動スポーツの指導に大きな貢献をしている。筆者はこの事業の総括責任者を勤めた。詳細は、『社会体育指導者ハンドブック』プレスギムナスチカ（1981）に掲載されている。

5 高齢者のヘルササイズ

2002年、高齢化社会の進行に対する健康体力の維持向上のため、高齢者ヘルササ

イズのクラブを立ち上げた。

　地域に高齢者が自由に参加できる運動クラブが少ないことから、実験的な意味も兼ねて高齢者の健康を目指すヘルササイズクラブを結成した。当初30人を募集定員としたが、34人のメンバーが集まった。それから17年が経過している。

6　100歳時代の到来とフレイル対策

　厚生労働省の資料によれば、日本人の100歳以上の人口は、2023年には10万人を超え、2065年には55万人になると推計されている。100歳時代の到来である。

　しかし、ここで問題になるのが高齢化による高齢者の医療・介護の健康問題である。平均寿命が伸びるのは健康のバロメーターともなるが、自立して自由に生活できる健康寿命となると、男性の72歳、女性74歳と、平均寿命より男性で9年、女性で13年と短い。この時期がフレイル対策の年齢となる。

　生活の改善や運動の生活化によって体力や体調の衰えを防ぎ、健康な長生き生活への転換、健康寿命の延伸を図ることが重要な課題となっている。

　社会の変化や、ドイツのクラブ調査から市民スポーツの運営、そして指導者養成を経て、高齢者のエクササイズクラブを結成して指導を経験してきた。

　その経験を活かし、高齢者の長寿生活を支えるヘルササイズの活動を、どのように進めれば良いかを第1章からわかりやすく解説し、皆様の健康維持にお役にたてるようにしたのが、本書の内容である。

ヘルササイズの必要

1 高齢化社会の進行と高齢者の問題

　日本は世界で最も早く高齢化社会を迎え、高齢者の医療、介護のほか生活支援等喫緊の課題を抱えている。日本の高齢化は、2007年には既に65歳以上の人口が総人口の21％となって、超高齢化社会となった。さらに2017年の総務省の推計によれば、65歳以上の人口は3,514万人で総人口の27.7％で世界最高の高齢化率である。これを性別にみると男性で24.7％、女性で30.6％となっている。

　70歳以上の総人口に対する割合は、19.9％で5人に1人は70歳以上となる。90歳以上の人口も200万人を超え、今後100歳時代を迎えるとの予測もある。内閣府の報告（平成30年度　高齢社会白書）を見ると、平成29年9月より「人生100年時代構想会議」を開催し、令和元年には基本構想を打ち出すという。

　一方、2019年の予算によれば社会保障費は、過去最大の31兆8,956億円が計上され国家予算の33％を占める。厚生労働省の資料によれば、2015年の年齢別医療費は60歳代で1人当たり年間37万円が75歳から79歳になると79万円と倍増する。更に80歳を超えると94万円、90歳を超えると110万円の負担となっている。

　この経費の削減を目指して、高齢者が健康で長生きができる環境に力を入れていかなければならない。その一つにフレイル対策がある。

2 フレイル対策としてのヘルササイズ

　フレイル（frail）とは、身体機能の衰えや虚弱の状態を意味する用語である。

　最近この用語が使われ出したのは、平均寿命と健康寿命の差、男性で9年、女性で13年の開きのある期間に健康寿命を延ばしていく対策で、手当がなければ衰えが

進む高齢者に対して、身体機能の衰えを予防して健康な状態を維持しようとする施策である。

日本人の平均寿命は、男性で80.98歳、女性で87.14歳（2016年）、健康寿命は、男性72.14歳、女性74.79歳（2016年）、この差9年と13年のギャップを縮小して健康寿命を延ばすには、多くの対策が必要となる。

アメリカではサルコペニアフレイル（Sarcopeniafrail）学会ができて活動しているという。サルコとはギリシャ語で筋肉を意味する。ペニアは不足欠乏の意味で日本でも高齢者医療学会等で対策が進められている。この対策には、食の改善や身体運動の生活化、生活習慣の改善等が求められる。その一つが健康のための運動生活である。これらの活動によって健康寿命の延伸を図り、高齢者医療、介護ほか生活支援の軽減を図る事が国の喫緊の課題なのである。

高齢者が健康で生活を維持するためには、フレイル対策は欠かせない。平均寿命と健康寿命との差をフレイル年齢とすると、この間に身体的機能の衰えが進み虚弱に向かう方向と、健康で元気な身体機能の維持できる方向とに分かれる。

人間の衰えは一様ではないが、高齢者といわれる60歳代から筋肉の衰えや抵抗力、認知機能などの低下が進むといわれる。この年代から健康への手当をしているのと手当をしていないかで健康寿命は分かれる。しかし前述したように100歳時代と言われるほど、長寿が進み元気な高齢者も増加している。健康で元気な生活が維持できることは誰しも望むところである。ここで運動生活への導入によって健康寿命を延ばすことを提唱したい。

運動が健康な生活に欠かせないことは多くの理解が得られている。最近の医学界でも運動の健康獲得への効果は証明されて、運動が免疫機能や記憶機能にも効果があるとされる。この意味で運動は生活の必需品となっている。

その運動とはどんな活動なのか、どのような種類の運動が自分に合っているのか、どのように行うのかとなると、なかなか直ぐさま取りかかるということが困難な場合が多い。

そこで筆者が実際に進めている高齢者のヘルササイズについて紹介する。

このヘルササイズは、個人でも仲間やグループでも簡単に取りかかれる方法と内容である。

3　ヘルササイズのすすめ

　筆者がヘルササイズのクラブを立ち上げたのは、2002年10月である。21世紀に入って間もない時期だったので「21世紀自由クラブ」と名づけた。

　地域の体育館を借用して行う低会費制のクラブである。市の広報で募集し、30人程の定員に対して定員を超えるメンバーが集まり、現在17年を経たが、現在では2か所のクラブで活動を続けている。

　クラブ活動の詳細は第2章以下で述べるが、ここではヘルササイズの立ち上げや組織、運営方法、活動内容、指導者などについて俯瞰しておく。

　クラブの目的は高齢者の健康志向にあり、年齢は高齢者として募集したので60歳代から70歳代の集まりである。

　約30分で、からだのしくみや運動の効果、疾病予防などについて講座を行い、続いてラジオ体操、スクワット、ストレッチ、ジョギングなどの軽スポーツを毎週1回（2つめのクラブでは、学校の体育館を借用してクラブは隔週）行い、それ以外にアウトドア活動として、懇親会や日帰り旅行のイベントなどをプログラムに組んでいる。組織運営は難しくなく、世話役と会計係を置く程度で、指導には筆者があたっている。

　簡単に過去17年の経過をみると、入れ替わった人数は約30人、会員は男女約半数のクラブと女性中心のクラブの二つのグループで、現在会員の平均年齢は、74歳のグループと81歳を超えたグループとなっている。

　活動では、健康や体力への効果がみられ、「参加するのが唯一の楽しみ」と精神的にも社会的活動としても楽しまれている。

　17年の活動の中で、当初から参加している数人は、85歳を超える人もいる。クラブ会員の平均年齢は82.2歳、女性は78.6歳（2020年1月現在）である。

　全メンバーの平均年齢は81歳を超えている。途中退会された会員もいるが、その主な理由は、夫婦の何れかが介護の必要となって家から出られないというケース、または転居で退会というケースで、これ以外にクラブの内容や活動での退会は皆無である。

　またクラブで行う講座も貴重だと認識され、時間の都合で講座だけに参加して帰るという場合もあるが、クラブのヘルササイズでからだが軽くなった。体力がつい

てきた、とフレイル対策に効果を上げている。

　そのことを示す一例として、軽スポーツのユニバーサルホッケーの前後半の20分間のゲームで、走り回れる体力を保持していることでも証明される。

　先に述べた通り、フレイル対策のヘルササイズは、もはや中高齢者のフレイル予防に必須な日常活動と考える。ジムやクラブがあれば出向いて参加し、Ａ型施設の乏しい地方では、仲間と会い寄り、リーダーを発掘してＢ型施設を利用しながらヘルササイズを実践されるよう期待したい（Ａ型施設とＢ型施設については、第４章を参照）。

　家の中で行う場合は、２ｍから３ｍ四方のスペースがあれば、本書で掲げるヘルササイズは、ジョギングを除いて十分可能である。

　またヘルササイズは、朝起きてベッドの上でも簡単にできる種目も多い。本書のプログラムでは、準備運動から軽スポーツまで10種類以上、20項目以上の運動が含まれている。その中で、ご自身の体調や体力、それに必要度に応じた運動を選択して、１日２回、20分程度のヘルササイズを３か月継続して行ってみよう。運動処方の項を参考に行えば、必ず効果は表われる。仲間を誘えば社会的貢献にも繋がる行為である。

　2019年１月25日の読売新聞に、神奈川フォーラム「健康寿命を伸ばす」という記事が掲載された。記事によると、集まった380人の７割の人がフレイルという言葉を知らなかったという。

　基調講演を行った東京大学高齢社会総合研究機構の飯島勝矢教授は、フレイルを現在の高齢者の生活から、身体的フレイル、心理的フレイル、社会的フレイルに分け、講演では「衰えない人の生活習慣―フレイル対策３つの心得―」の中で、①栄養の摂取、②運動、③社会生活を保つ、を挙げている。これらの対策が急がれるところである。

ヘルササイズの実際

□ヘルササイズのプログラム

　ヘルササイズとは、健康のために体位の向上や運動機能を高める運動やトレーニングで、幾つかの運動素材を組み合わせて、その目的を果たそうとする活動をいう。シニアメンバーの集まりは健康状態が一様ではないので、健康への知識や疾病予防、運動効果などの講座で、運動の必要や知識を得ながらプログラムを組み活動する。以下、そのプログラムを示していく。

1　健康講座 (30分)

　最初にからだのしくみや健康問題、運動と疾病予防、運動の効果などのテーマを1枚にまとめた内容で、約30分の講義を行う（詳細は、第5章を参照）。

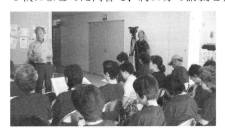
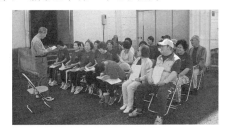

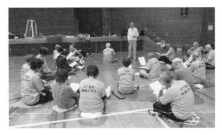

2　準備運動（3〜5分）

　準備運動はウォーミングアップともいい、運動負荷の備えとしてからだに刺激を与え、機能の活性化を図るために熱の発生を促す。特に寒くなる時期は、からだを温めてから運動に入る。

　全身の柔軟性や関節・筋への刺激を中心に、足踏み、膝屈伸胴体捻り、からだ反らし前後左右、背伸び、腕の前後左右回旋、伸脚などの運動の動作を行う。

　時にはバンデルゲームを行う。これはドイツのバンデルン（wandern：旅行、さまよう、渡り歩く）から考えて、筆者が行っている運動で、まず立位で2人向き合って挨拶、ジャンケン、勝ちは両手を水平に開き、負けは両手の下をくぐり、交互に2回りしたら2人とも次の人と交代する。30人程度ならば、3分程度で皆さん全員の挨拶回りができる。賑やかに笑いと交流がはじまる。

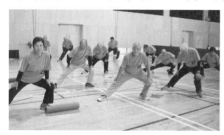

準備運動：伸脚

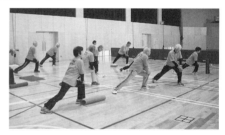

準備運動：背・脚伸ばし

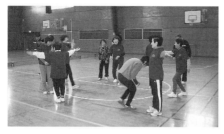

準備運動：バンデルン

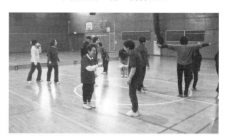

準備運動：向き合ってジャンケン

3　ラジオ体操（全身運動、3分）

ラジオ体操第1を行う。

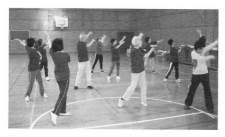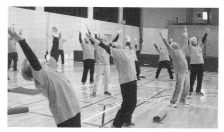

ラジオ体操

4　からだの調整運動（平均・バランス運動、3分）

脚力、平衡感覚、姿勢制御。

片脚立ち左右、20呼間20秒。

前傾両腕水平膝曲げ屈伸、20呼間20秒。

蹲踞姿勢のアイソメトリック、20呼間20秒。

天突き体操、20呼間20秒。

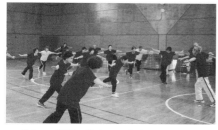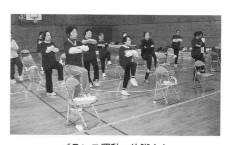

バランス運動：脚力、平衡感覚、姿勢制御　　　　バランス運動：片脚立ち

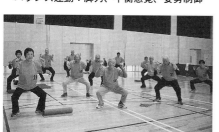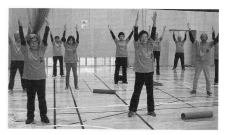

アイソメトリック：蹲踞姿勢から全身伸ばし　　　天突き体操：膝曲げ屈伸から全身伸ばし

5　椅子カケ運動

椅子に腰かけて脚の開閉、上下振り、体捻り、体反らしなど、各20呼間20秒。

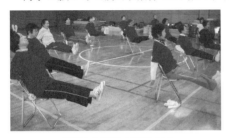

椅子カケ運動：両脚あげ

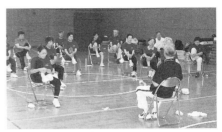

椅子カケ運動：脚の曲げ伸ばし

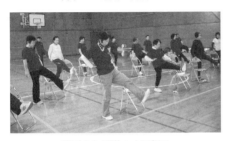

椅子カケ運動：上下振り

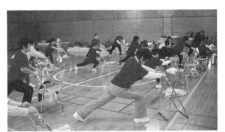

椅子カケ運動：体伸ばし

6　タオル運動（牽引力アップ）

両腕開きで牽引＝両腕を頭上で上体反らし―上体左右曲げ、片手膝がしら固定牽引―左右交互に行う。

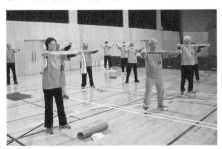

タオル運動：両腕開き

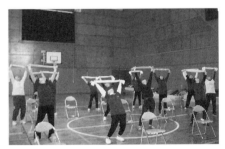

タオル運動：両腕を頭上で上体反らし

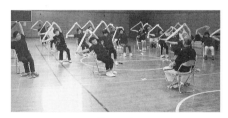

タオル運動：上体左右曲げ

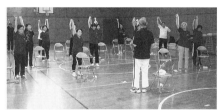

タオル運動：右腕曲げ伸ばし

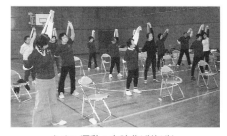

タオル運動：左腕曲げ伸ばし

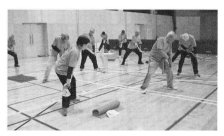

タオル運動：片手膝がしら固定牽引

7　スクワット（脚筋力強化、3〜5分）

　軽く浅いスクワット30回2セット。深いスクワット20回2セット。スクワットの
バリエーション＝スローや左右のレインジで行う。

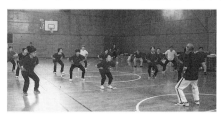

スクワット：軽く浅いスクワット

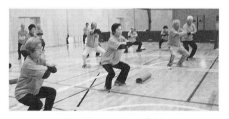

スクワット：ハーフスクワット

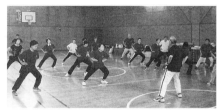

スクワット：左右のスクワット

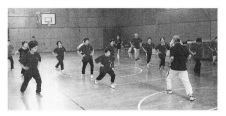

スクワット：前後スクワット

8　抗重力運動（骨の強化、骨粗鬆予防、2〜3分）

左右に跳ぶ、10回交互。跳ねる＝ケンケンパーで3回跳び、4回で一回り逆回り一回。さらにスキップを入れると効果的。

9　ストレッチ（筋肉、関節の柔軟性、可動範囲の拡張、20〜25分）

① 前屈（腰と腰椎の柔軟）

マット上で座姿勢になり、両脚を45度に開き、両手を足先に向けて左右に前屈、最初はスローで行い、後半は反動を伴うダイナミックで行う。左右10回20秒。

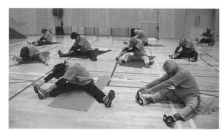
ストレッチ：両手つき

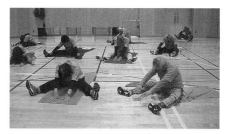
ストレッチ：前屈

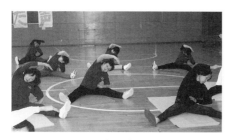
ストレッチ：体伸ばし、左右曲げ

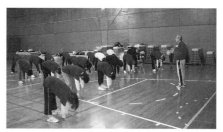
ストレッチ：前屈

② 全身伸ばし（脊柱の伸展　猫背予防）

全身仰向けに寝て、両手は万歳姿勢で全身を伸ばす。20呼間20秒×2回。

腕脚あげ下し（腕脚同調腹筋）

仰向けのまま、万歳姿勢から両腕両脚をあげ伸ばし、つぎに腕脚を下して万歳姿勢。緩やかに10回20秒。

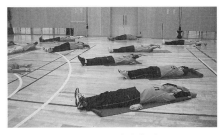

ストレッチ：全身伸ばし

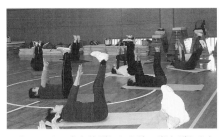

ストレッチ：全身伸ばしから腕、脚上げおろし

③　脚のたらい回し（股関節と脚運動）

　　片脚あげ、伸ばした状態で大きく回す、交互に左右行う。

　　20呼間20秒×2回。

④　サイクリング（脚の屈伸運動）

　　両脚を45度にあげ、ペダルを踏む要領でスタート。20呼間20秒。

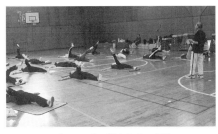

ストレッチ：脚のたらい回し

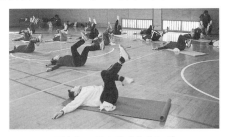

ストレッチ：サイクリング

⑤　体捻り（仰向け体幹左右の柔軟）

　　寝た仰向けの姿勢で両手を開き、床を抑えて左脚をあげ、反対側に倒す10
呼間10秒。脚を元に戻して右脚をあげ、反対側に倒して10呼間10秒。

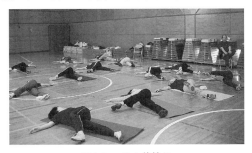

ストレッチ：体捻り

⑥　脚のクロス運動（股関節強化）

　　仰向け姿勢から両脚を45度にあげ、クロス運動10呼間10秒。

⑦　エビ型ストレッチ（全身の関節を柔軟に）

　　横座の姿勢で右手を枕にし、左手は左足首を持ち、尻に引き寄せて体を反らせて20呼間20秒。反対向きになって左手枕、右手は足首を握り尻に引き寄せて20呼間20秒。

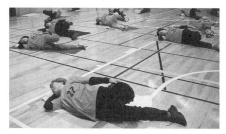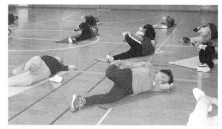

ストレッチ：エビ型

⑧　シャチホコ型ストレッチ（腕肩腰の強化と胸の拡張）

　　腕立て伏せの姿勢で、腕屈伸をしながら10呼間10秒。その姿勢から腰を引き肩を下げてから腕を伸ばし、胸が床に着く程度にさげて10呼間10秒。2回繰り返し（エビ型、シャチホコ型は筆者の考案命名）。

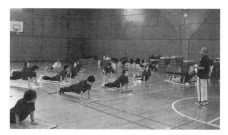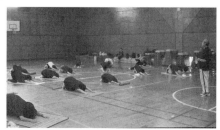

ストレッチ：シャチホコ型

⑨　腹筋運動（腹筋強化）

　　座位から両脚を前に伸ばし両手は体側に立て、支点は脚と踵と手で腰を伸ばして腕立て伏せの仰向け姿勢で10呼間10秒2回。さらに体を伸ばした状態から、膝曲げの状態、踵を支点とした腹筋運動を各10呼間10秒2回。

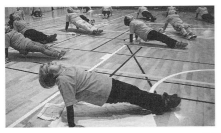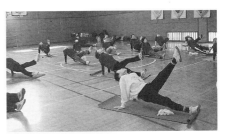

腹筋運動

⑩　ダルマ抱え込み（体筋緊張）

　　仰向けの姿勢で両手で両膝を抱え込み、からだを丸くして、回転型にゆすりながら10呼間10秒2回。

⑪　体幹捻り（体幹の柔軟）

　　座して脚を伸ばした姿勢から左足を後ろに引き、前傾して体を捻り、右肘を曲げた左膝に近づける。10呼間10秒。次は右脚を引いて同様に体を前傾して体捻り。10呼間10秒。

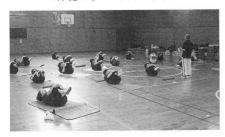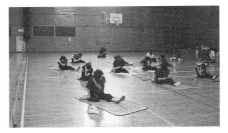

ストレッチ：ダルマ抱え込み　　　　　　ストレッチ：体幹捻り

10　マッサージ（筋肉の柔軟、足首関節、アキレス腱）

　座位姿勢のまま頭部、耳、眼窩、首、肩、腕、胴、腰、大腿、膝、ヒラメ筋、アキレス腱、足首をマッサージする。

11　深呼吸

　起立して大きく深呼吸を4回。胸式呼吸と腹式呼吸を各2回。

12　休憩（3分程度）

ヘルササイズの流れの中で、30分後に給水し、3分程度の休憩をとる。

13　ジョギング（心肺機能の強化）

夏季には時間短縮、冬季にはやや時間を延長し、季節によって2分間走から5分間走とする。ただし年齢、体調によってマイペースで行う。

小学校の体育館のバスケットコート1面の広さだと、1周60〜80メートル程度の長さとなる。その場合、2分間走では4〜5周となり、陸上競技の400メートルトラックを1周する程度の運動負荷となる。ジョギングは心肺機能の強化のために欠かせない。

3か月間隔で心拍数の計測を行い、運動強度と心拍数の変化を確かめる。

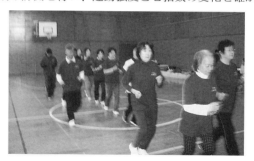

ジョギング

14　合図用指示用具

ラジオカセット、ラジオ体操テープ、ホイッスル、タンバリン、ゲーム用、ボール類など。

15　軽スポーツ（ユニバーサルホッケー）

ユニバーサルホッケーは、1961年に筆者が開発考案したスポーツで、どこでも誰

でもがいつまでも参加できる、室内ホッケー型のレクリエーションの軽スポーツとして作られた。

　用具のスティック・ボールは、共にプラスチック製で軽く、オレンジとグリーンのスティックを持てば、すぐにゲームに入れる簡単なスポーツである。

　ルールも簡単で、男女混成で安全に配慮したゲーム構成となっている。互いにボールをパスしながら、相手ゴールにシュートして得点を競う。

　21世紀クラブのゲームの方法は、ジャンケンでオレンジとグリーンに分かれるので、チームのメンバーが同一になることはなく、勝敗にも変化があり、楽しさと笑いは絶えない。

　ユニバーサルホッケーのハンドブックは、拙者が2018年発行した『ユニバーサルホッケー―万人が楽しめる男女混成のスポーツ―』（不昧堂出版）を参照していただきたいが、ここに簡単にゲームとルールをとりあげる。

　チームは6人の男女3人ずつの構成が基本だが、少人数でも楽しさは失われない。ゲーム開始はセンターで向かい合い、スティックでボールを取り合って、開始以後ボールを自由にドリブルやストロークで味方にパスしながらゴールにシュートして得点を競う。このプレーの中でスティックをゴルフの様に振り上げたり（反則ハイスティック）、　相手に突っかかったり（反則チャージング）しなければシニアにも高齢者にも適した楽しいスポーツである。

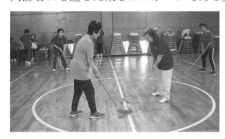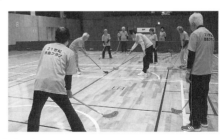

ユニバーサルホッケー

16　クーリングダウン

　最後に、クーリングダウンとして10呼間体操と腿上げ運動・深呼吸を行う。

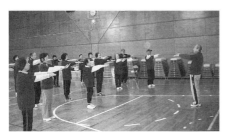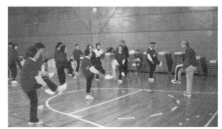

クーリングダウン

17　軽スポーツ導入の理由

　ヘルササイズでは、健康なからだを作りながら、運動をフレイル対策として利用し、健康志向の知識を得ながら活動する。

　ヘルササイズの多くは、個人で行う体操系の運動で構成されていて、立位でも仰位でも、指示者の合図で行われるので、ここではメンバーの対話交流は少ない。

　これに対して軽スポーツのユニバーサルホッケーを一例にあげれば、体の動きや動作（走る、止まる、ターンなど）があり、チーム内では多くのパスが行われ、チームワークが生まれる。ボールをパスするか、トスするか、シュートするかを一瞬のうちに考える。運動の動きも変われば、動きの強さも変わる。脳や神経の働きも活性化する。これが軽スポーツである。

　軽スポーツは、チームというグループや集団が作られるので、話し合いや声の掛け合い、作戦やポジションの指示が自然に生まれ、リーダーが育つ。

　そして仲間意識が増え、所属意識につながり、さらに勝敗の達成感や得点の喜びや称賛が発生する。この対話交流は、心とからだで互いにヒットする。これが人間関係を密にしていく。孤独や単身生活で不足しがちな会話の充足には、この行動は絶対に必要である。

　チームスポーツは体操系の個の運動と異なり、運動行動の素材として行っている。21世紀自由クラブは、毎回軽スポーツ（ユニバーサルホッケー）を最後に楽しんで終わるのは、この意図を込めているからである。

18　アウトドア活動（習志野21世紀自由クラブの事例）

役員から出た案を全員の話し合いで決定する。その年間スケジュールの一例を、以下に示す。

4 月　桜の花見会

6 月　春のハイキング日帰りバス旅行

8 月　暑気払い懇親会

11月　秋のハイキング日帰りバス旅行

12月　忘年会（年末の温泉 1 泊旅行）

1 月　新年会（不定期にパークゴルフ）

3 月　総会（翌年のスケジュール決定）、懇親会（年 4 回の誕生日会）

クラブ活動開始後、平均年齢78歳（2016年）までは、年 1 回の 1 泊旅行を行った。各活動へのメンバーの参加率は、80〜90%であった。

アウトドア活動は、メンバーの交流や対話、結びつきを強め、親和の感情や相互扶助の人間関係を醸成するので重要な活動である。このような活動からクラブ化が進み人間関係の絆が生まれる。

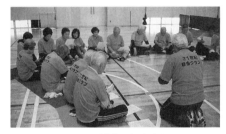

アウトドア活動の打ち合わせ

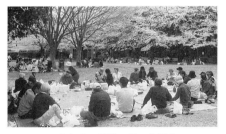

アウトドア活動：桜の花見会

19　21世紀自由クラブの活動の評価（アンケート調査）

活動に対するアンケートを行い結果を見た。

①　実施：平成19年 1 月10日

②　対象：会員（男性14名、女性19名の合計33名）

③　母集団の平均年齢（男性70.0歳、女性65.2歳）

1　調査結果

回答数：男性13名（92.9%）

　　　　　女性18名（94.7%）

調査の結果は、次頁の表2-1に示す。

2　活動の評価

このクラブを結成するにあたって、任意で運動のクラブを立ち上げた場合、以下の点を懸念した。

- ・成り立つのか
- ・メンバーが集まるのか
- ・どんな人が参加するのか

実験的な意味も兼ねて募集したが、30人を超すメンバーが集まった。そこには夫妻での参加、単身生活者、術後のリハビリ目的など、さまざまなフレイル状態の高齢者が集まり、クラブの実態モデルが明らかになった。

① 　入会のキッカケや目的は、健康の獲得、維持、運動効果を目指している。

② 　5年間のクラブ参加の結果については、運動負荷の程度も適当で、体力がついて、概ね目的が果たせている。

③ 　このクラブの特徴は講座にあるが、講座の理解が役立っている。時間の都合で、講座だけに参加して帰る場合も少なくない。

④ 　アンケートの自由記入に、このクラブへの参加が唯一の楽しみであるという人が、33名中5人いて、単身生活者も含まれていた。

20　高齢者対象のヘルササイズのまとめ

中高齢者の今後の健康、体力の問題からフレイル対策、健康寿命の延伸と国レベルの課題に対する、支援活動が果たされているとの評価もいただいた。

このようなヘルササイズの活動を推奨していきたい。

表 2-1　クラブ活動の評価

質問	男性 人数	男性 %	女性 人数	女性 %
問1　あなたが、このクラブに入会するキッカケは、次のどれですか（複数回答）。				
イ　前から、運動や体力をつける活動をしたいと考えていた。	13	100	10	55.6
ロ　医師やその他から健康や体力維持の活動を勧められた。	1	7.6	1	5.6
ハ　家族から健康や体力維持のクラブの参加を勧められた。	1	7.6	0	0
ニ　市の広報を見て入会した。	11	64.6	10	55.6
ホ　知人、友人から紹介された。	2	15.4	4	22.2
問2　入会して目的が果たせていますか（複数回答）。				
イ　入会の目的が果たせている。	8	61.5	5	27.8
ロ　健康の維持に役立っている。	10	76.9	14	77.8
ハ　疾病の予防になっている。	2	15.4	3	16.7
問3　クラブの1日の運動量（運動負荷）について、適当ですか（単数解答）。				
イ　適当だ。	12	92.3	18	100
ロ　運動負荷が強すぎる。	0	0	0	0
ハ　負荷が軽い。	1	7.6	0	0
問4　どんな効果が表れたか（自由記入）。				
自由回答　・からだが軽くなった。　・からだが柔らかくなった。　・脚が強くなった。 ・歩行が良くなった。　・からだが強くなった。　・知識が増えた。				
問5　アウトドア活動について、現状のままで良いか（単数解答）。				
イ　現状でよい。	13	100	13	72.2
ロ　行事が多すぎる。	0	0	5	27.8
ハ　分からない	0	0	0	0
問6　講座についてお聞きします。内容が理解できていますか（複数回答）。				
イ　講座の内容が良く分かる。	10	76.9	8	44.4
ロ　講座で知識が増えた。	8	61.5	10	55.6
ハ　講座の内容が生活に役立っている。	8	61.5	9	50.0
問7　このクラブに参加して、一番楽しいと思う時はどんな時ですか（自由記入）。				
自由回答　休憩のときの仲間との会話	4	30.7	9	50.0
運動で汗をかいた時	8	61.5	16	88.9
クラブで仲間と逢えた時	7	53.8	84	4.4
ユニバーサルホッケーでシュートした時	6	46.2	8	44.4
ハイキング	9	69.2	9	50.0
懇親会	10	76.9	6	33.3
1泊旅行（会員の平均年齢が78歳を超えた平成28年度で終了した）	8	61.5	5	27.8
生活の中でこのクラブへの参加が唯一の楽しみ	3	—	2	—

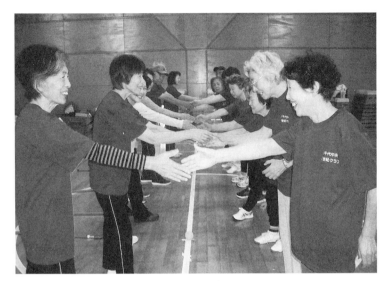

ゲーム開始の握手

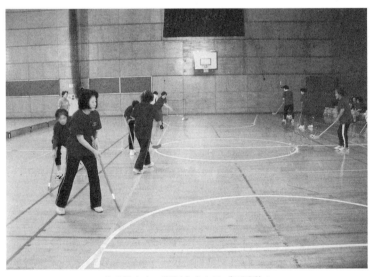

八千代中央21世紀自由クラブの活動１

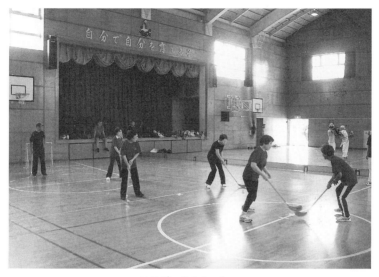

ユニバーサルホッケー

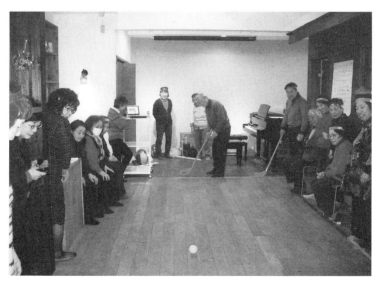

八千代中央21世紀自由クラブの活動２

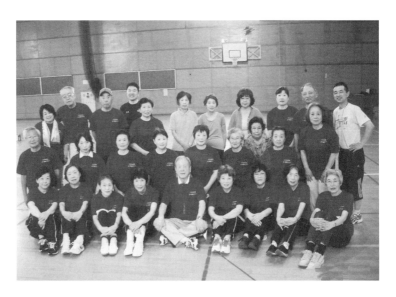

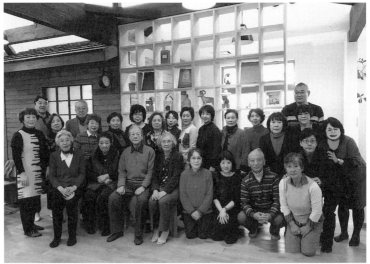

八千代中央21世紀自由クラブのメンバー

第 3 章

ヘルササイズの処方

1　ヘルササイズとは（健康志向の総合的運動をつくる）

　エクササイズ（exercise）とは運動や体操、訓練などと訳されるが、ここでは個人の体力や身体能力を高め、健康の維持増進を図る身体運動、と理解しておく。身体運動に決まった形はない。からだの構造やしくみを考えて関節を柔らげたり骨を強くしたり、筋力を高めたり、内臓を強化したりできるような運動を自由に組み立てる。個人で行うヘルササイズでは、自己流で十分運動効果も上げる事ができる。

(1)　運動に関連する形態の部位

　頭部、首部、頸部、胸部、胴部、腰部、手腕部、脚部、足部、指部、骨格部、筋肉部、関節部などに区別できる。さらに内臓部を加えると、脳、心臓、胃、血管、血液などとなる。関節は部位によって稼働範囲には制限がある。

(2)　運動を組み立てる動作（動き）

　伸ばす、曲げる、縮める、回す、回る、引く、押す、跳ねる、捻る、跳ぶ、反る、歩く、走る、止まる、立つ、寝る、起きる、打つ、叩く、など。
　エクササイズの組み立ては、形態の部位と動作や動きを組み合わせて行う。

2　運動の処方

　高齢者向けの運動では、学校体育で行う画一的なエクササイズはできない。個人の体力や能力、健康度などによるレベルの差を想定して行う。基本的には、運動に必要な調査や測定検査などが行えると良いが、個人やクラブで任意に行う運動では

そこまでの準備はできない。個人の活動では個人で、クラブのような仲間やグループで行う活動では、リーダーや指導者が、処方の原則を理解して行う必要がある。

　運動の処方とは、運動の対象者に適合した内容のプログラムを与えることで、その対象者の身体能力に無理のない運動の種類、運動の強度、運動の時間、頻度などの原理原則を理解して行う事が重要である。

　運動処方は、医師の処方と同じく対象に合った効果的なメニューを提供する。

　その原則は、①オーバーロードプリンシプルという平素の運動よりも少し強めの運動負荷を与える。これによって反応が強化されて運動効果が上がる。②漸進性の負荷を与える。低度の負荷から次第に高度の負荷へと内容を変えてゆく。これは負荷の時間や回数の調整で実現できる。③運動の継続性。一般に運動効果は、３か月後から表れるといわれている。そこから半年や１年と続けることが望まれるが、個人の場合は長続きがしない場合がある。その場合は、活動を記録していくことをお勧めする。記録すると後日の反省になり、奮起の基になる。可能ならば数人の仲間と、あるいはクラブ化して行うことが、高齢者の生活向上に大きく貢献する。

(1)　運動の構成（３種類の筋活動）

①　コンセントリックエクササイズ（concentric＝集中）短縮性筋活動
　筋肉を縮めながら力を発揮する運動。
　　例：スロースクワットなど

②　エクセントリックエクササイズ（eccentric＝離心）伸張性筋活動
　縮んでいる筋を伸ばしながら力を発揮する。
　　例：ジャンプなど

③　アイソメトリックエクササイズ（isometric＝同量等測）等尺性筋活動
　力を発揮しながら持続する。
　　例：ストレッチなど

　運動はこの三つの方法で構成されている状態が多い。筋肉は白筋と赤筋とで構成されているが、白筋は短時間で力を発揮する。赤筋は持久力に耐えられるのと、体脂肪の分解作用があるといわれる。赤筋を鍛えると体がスリムになってゆく。これは体脂肪が消耗されてゆく作用である。赤筋には赤血球が多いので酸素補給が多く、しかも補給が速い。

(2)　有酸素運動と無酸素運動

　有酸素運動は自然の呼吸を続けながら運動する。歩行やジョギングなどは、この代表である。エネルギー消費、代謝、酸素摂取などが自然に行われるので、運動が持続できる。

　これに対して無酸素運動では、瞬間的に力を出すために呼吸を止めて行うので、運動は短時間で持続できない。相撲、柔道、重量挙げなどが、無酸素運動に入る。

　運動エクササイズでは、この双方の要素を取り入れて行うべきである。

(3)　スクワットとストレッチ

①　スクワット（squat）：しゃがむ　うずくまる　すわる

＊スクワットの運動効果

イ　消費エネルギーを高める

ロ　血行が良くなる

ハ　脂肪燃焼効果が高い

ニ　代謝が進む

ホ　脚筋力　平衡感覚が高まる

ヘ転倒予防に役立つ

＊スクワットの運動方法

・フルスクワット＝膝を深く曲げる

イ　立ち方―足を肩幅に開き、全身の力を抜き耳、肩、腰が直線になるように立つ。体重は左右平均にかけ、呼吸は自然に行う。

ロ　沈み方―背筋を伸ばし、尻を後ろに下げる感覚。膝は前に出過ぎないように曲げること。太ももが床に平行になるまでしゃがむ。３秒で沈み３秒で立つ。

・ハーフスクワット＝膝を浅く曲げる

要領はフルスクワットと同じだが、膝が床に対して45度程度とする。

・スロースクワット

ペースを落としてスローで行うと負荷が大きくなるので自身で調節する。

＊スクワットのバリエーション

・フロントレインジ スクワット

片脚を前に踏み出して行う。踏み出した脚の太ももが床と平行になるまで膝を曲げる。後ろ脚は伸ばし、踵は上げている。

・サイドレインジ スクワット

脚を真横に踏み出して、踏み出した脚に体重を乗せる。膝の角度は90度。

・万歳スクワット等

両足を開いて膝を曲げ、両腕は開いて肩に曲げ膝と腕を伸ばして万歳。

＊スクワットの運動量とエネルギー消費

　　A　　フルスクワット＝10回×3セット　　約50kcl

　　B　　ハーフスクワット＝10回×3セット　　約30kcl

　　C　　万歳スクワット等＝10回×3セット　　約40kcl

※成人の望ましい1日に必要なエネルギー消費量は、300カロリーといわれるので、カロリー消費量を考えて行う。

② 　ストレッチ（stretch）：伸ばす、広げる

運動領域では、筋肉や関節の緊張を柔らげて、柔軟性を高めるために行う。ストレッチには、動的なストレッチと静的なストレッチとある。動的なストレッチでは反動をつけて行うが、静的なストレッチで反動をつけない。

1962年、南カリフォルニア大学のH. A. Vries博士が、反動をつけずにゆっくりと静かに行うほうが、柔軟性を高めるのに有効であると報告されてから、静的ストレッチが中心に行われるようになったといわれる。

動的なストレッチでは、瞬間的に強さは出るが時間は短い。静的なストレッチでは筋肉や関節の緊張の時間が長く、ストレッチ効果は高まる。

＊ストレッチの方法

ストレッチは、座位姿勢でも横位姿勢でも上向き姿勢でも自由に行える。21世紀自由クラブのストレッチでは、両手挙げて全身を反らす運動から、仰向けに寝て両手を万歳姿勢にあげて、全身を伸ばす運動や体捻りストレッチ、エビ型ストレッチ、シャチホコ型ストレッチなどを行っている。

③スクワット ストレッチの留意点

イ　心身をリラックスさせて、弾みをつけずゆっくりと、痛みを感じない程度の

強さで行う。

ロ　スクワット　ストレッチとも呼吸を止めず、自然の呼吸で行う。

ハ　ストレッチは、筋肉の着き方、関節の可動範囲等を考えて行う。ストレッチが終わってからの各部位のマッサージは、効果的である。

ニ　自宅でもできるので、1日に1回10分程度で、2回20分行う。

ホ　中高齢者の運動では、絶対に無理をせず、体位体力に合わせて、浅い負荷から次第にからだを慣らして時間、回数、セット数などを調節して行う。

(4)　体操系の運動

①　準備運動

からだに運動を行う準備の刺激を与える。両腕の振りを伴う膝屈伸運動、両腕の前後左右回し、脚開き伸脚、上体伸ばし、上体反らし前後左右、体捻り、首回し、足踏みなど。

②　ラジオ体操（第1）

ラジオ体操は全身の運動を考慮して作製され、元NHK体操指導者の長野信一氏によれば、「ラジオ体操第1」と「第2」を合わせたエネルギー消費量は50〜60キロカロリーだという。

第1の体操の3分間に13種類の運動があり、からだが持つ400種類の筋肉を使うとされる。

③　タオル運動

立位と椅子に座っての姿勢で、タオルを両手で牽引して、からだの前後左右で曲げ伸ばし、頭部、胴体、膝を利用して牽引する。

④　チーレクエクサ

筆者監修のチーレクエクサ（千葉県レクリエーション協会作成の創作健康体操・3分）を行う。

⑤　跳躍運動

抗重力運動で骨の強化、骨粗鬆予防として行う。

⑥　走運動

ジョギングを2分間から5分間、マイペースで行う。心肺機能の強化のため、スーパー心臓を目指して毎回行う。

⑸　ゲームや軽スポーツ

　ゲームや軽スポーツには、バンデルゲームやボール送り競争、ユニバーサルホッケーがある。

　バンデルゲームは、先に述べたドイツのバンデルン（wandern）＝渡り歩くの意味で、ジャンケンで負ければ罰ゲームとして適当な運動を荷して行い、次へと相手を変える遊びである。

　ボール送りは、頭上や股下送りや体捻り送りなどである。

　ユニバーサルホッケーは前述の通り簡単なスポーツで、コートの広さの大小で、4人でも5人のチームでも楽しくプレーできる。ゲームの時間は、5〜7分のいずれの時間でも十分楽しめる。ただしスティックやボールの準備が必要となるが、ユニバーサルホッケーの用具一式は、日本ユニバーサルホッケー連盟（267-0066　千葉県緑区あすみが丘7-9-15　山田武史、TEL：080-8263-0504）で入手できる。

⑹　チーレク・エクサの体操

　千葉県レクリエーション協会作成の健康体操である、チーレク・エクサは2016年3月6日、千葉県レクリエーション協会創立60周年記念式典で発表された県民体操である。

　筆者が監修し、製作委員会の常任理事・水上道子氏が中心となって振り付けた、誰でも平易に行える市民の体操である。時間は約3分で、12種の運動で構成されDVDに収められている。

　この体操の特徴は、市民が簡単に取り組めるようテンポも柔らかく、特に高齢者をターゲットに無理なく運動できる内容にしたこと。日常行動の補完となる動きや動作を取り入れ、運動の強調点や注意点を配慮していることである。

　問い合わせは、千葉県レクリエーション協会（263-0011　千葉県稲毛区天台町323　TEL：043-290-8361、Fax：043-290-8362）で入手できる。

　ホームページ：http://chibaken-rec.com/

　メールアドレス：recchibaken@bz03.plala.or.jp

千葉県レクリエーション協会創作健康体操

チーレク・エクサ

図解説明書

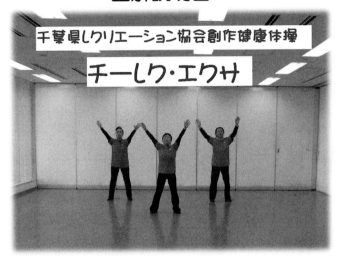

監修　齊藤　定雄　（順天堂大学名誉教授）

振付　千葉県レクリエーション協会　健康づくり体操創作委員会

作曲　今関　哲央

連絡先　　千葉県レクリエーション協会

　　　　　　　〒263-0011　千葉市稲毛区天台町323番地

　　　　　　　　　　　千葉県総合スポーツセンター内

　Tel　043-290-8361　Fax　043-290-8362

＜チーレク・エクサ図解説明＞

1．全身を伸ばす運動　（16拍）

直立の姿勢で、両手を前で重ねて頭上に持っていき（1〜4）

左右に開きながらおろす（5〜8）
以上、繰り返し（1〜8）

1）指導のポイント	2）ねらいや効果

 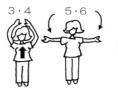

直立姿勢　1・2　3・4　5・6　7・8

1）両腕は肘を伸ばし、両手を上げる運動では、踵を上げて行うと、ヒラメ筋やアキレス腱の強化になる。踵を上げる運動は日本整形外科学会で推奨

2）大きく息を吸いながら手を上げ、息を吐きながら手を下ろす。直立姿勢の矯正に役立つ。

2．肩の上下と肩回しの運動（16拍）

肩の上げ下げ2回（1〜4）肩を前から後ろへまわす（5〜8）
肩の上げ下げ2回（1〜4）肩を後ろから前へまわす（5〜8）

1〜4　5〜8　1〜4　5〜8

1）胸を張って、しっかり肩を上げる。前後の肩回しは大きく

2）肩関節柔軟の効果

3．ひねりの運動　（16拍）

左足を横に出しながら、胸の前で肘をまげ、左に2回ひねる
（1〜4）　両腕を下げ、右・左に振る（5〜8）
以上、右側に同じく繰り返す（1〜7）足を閉じる（8）

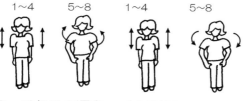

1　2　3　4　5・6　7・8

1）1・2・3・4の運動は体を90度にひねる。

1　2　3　4　5・6　7・8

2）腹筋（腹直筋・腹横筋・腹斜筋）と背の広背筋の強化

4. 胸を開く運動（16拍）

手はグーで肘をまげ、胸の高さで左右に開き
スクワットの姿勢で左へ足を開く（1・2）

肘を閉じながら、右足を閉じる（3・4）

さらに左へ繰り返し、足を閉じる時に拍手2回（5～8）
以上、右に繰り返す（1～8）

1) 指導のポイント　2) ねらいや効果

1）1・2の運動では膝を50度程度に
曲げて腰を下げる。

2）スクワット効果をねらう。

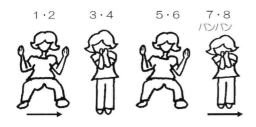

1・2　　　3・4　　　5・6　　　7・8
　　　　　　　　　　　　　　　　パンパン

※以上を右に側進して、元の位置まで戻る（1～8）

5. 腿上げの運動（32拍）

左足から腿を高く上げ3歩前進し、4歩めを閉じる（1～8）
ウエストをひねりながら、左膝を上げ・下げ・上げ・閉じ
（1～4）右足で同様に行う（5～8）
以上、左足から同様に後退し、ウエストひねりを行う（1～16）

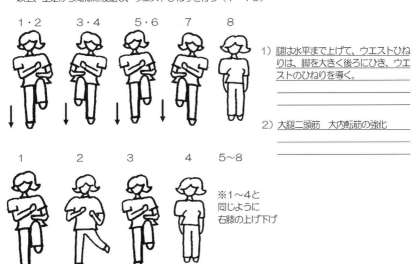

1・2　　　3・4　　　5・6　　　7　　　　8

1）腿は水平まで上げて、ウエストひね
りは、脚を大きく後ろにひき、ウエ
ストのひねりを導く。

2）大腿二頭筋　大内転筋の強化

1　　　　　2　　　　　3　　　　　4　　　5～8

※1～4と
同じように
右膝の上げ下げ

※以上左足から同様に後退し、ウエストひねりを行う（1～16）

6. 跳ねる運動 （32拍）

手はグーにして、胸前におき、膝を屈伸しながら

両脇を4回たたく（1〜4）
手を斜め上に上げジャンプし足を開き（5・6）
そのまま静止（7・8）
8呼間でスキップで左回り（小走りでもよい）（1〜8）

1) 指導のポイント 2) ねらいや効果

1) 腕の上下振りは強く、膝の屈伸は大きめに、両腕を伸ばして大きく上げる。

2) 跳ねる運動やスキップは、抗重力運動がねらい。特に下肢の骨や骨格の強化。

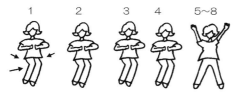

1　　　2　　　3　　　4　　　5〜8

1・2・3・4・5・6・7・8（その場でスキップでもよい）

※以上を繰り返し（1〜8）スキップは右回り（9〜16）

7. 内腿と体側の運動（32拍）

両手を腿に置き、左足を横に開き、沈みこみ（1・2）
そのままの姿勢を保ち（3〜6）立ち上がり（7・8）
左手を右へ（1・2）右手を左へ（3・4）以上繰り返す（5〜8）
両手を腿に置き、そのまま沈みこみ（1・2）そのままの姿勢を保つ（3〜6）
立ち上がり（7・8）
右腕を左斜め上に上げる（1・2）左腕を右斜め上に（3・4）以上繰り返し（5〜8）

1〜6　　　7・8　　　1・2（5・6）　3・4（7・8）

1〜6　　　7・8　　　1・2（5・6）　3・4（7・8）

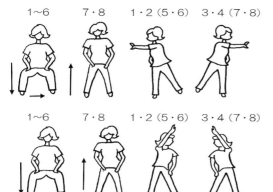

1) 1〜6の運動では、膝を60度から70度に曲げて、上体は直立。
最初の横ひねりは全身のひねり、二段目の斜上突き運動は頭上をねらって突き出す。

2) アイソメトリック効果、ひねり効果
肩関節や三角筋の強化

8. 振り子と移動の運動（16拍）

両腕を振り子の様に、左・右へとふり（1〜4）大きくまわし、
左へ2歩移動する（5〜8）以上右に繰り返す（1〜8）

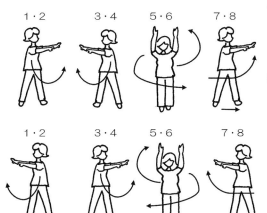

1）指導のポイント 2）ねらいや効果

1）両手は体にそって肘を伸ばし、大きく円形に回し横水平に、同時に体の移動を行う。
　　顔は横水平の指先を向く。

2）緊張と弛緩　　リズム効果がねらい

9. 膝の屈伸とバランスの運動（16拍）

足をそろえ膝を屈伸しながら、両手を後・前に振り（1〜4）
左足を前に出して膝をまげ、両手を左右に開く（5・6）足を戻し、
手も胸前に戻す（7・8）
足をそろえ膝を屈伸しながら、両手を後・前に振り（1〜4）
右足を前に出して膝をまげ、両手を左右に開く（5・6）足を戻し、
手も胸前に戻す（7・8）

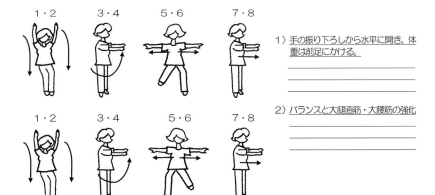

1）手の振り下ろしから水平に開き、体重は前足にかける。

2）バランスと大腿直筋・大腰筋の強化

１０．背筋と脚振りの運動（１６拍）

両手を後ろから前に振り上げながら、左足を後ろに振り上げ（１・２）
下ろすとともに（３）右足を後ろに振り上げる（４）以上繰り返し（５～８）
両手を腰に置き、右足を前にだし、踵をつけて（１・２）戻す（３・４）
同様に左も行う（５～８）

| 1・2 | 3・4 | 5・6 | 7・8 |

1）両手を強く振り上げて、脚は後ろに
　 はねながら、全身を伸展させる。

| 1・2 | 3・4 | 5・6 | 7・8 |

2）背伸びから上体そらし効果
　 僧帽筋や広背筋の強化

１１．前屈と首の運動（３２拍）

両手で両足の後ろをさすりながら前屈する（１～４）
足の横を下から腰まで軽く叩き上げ（５～８）
両手で腰を４回たたき（１～４）足を軽く左に開き、
体を後ろにそらす（５～８）
両手は腰のまま首を左（１・２）前（３・４）
右（５・６）前（７・８）
上（１・２）前（３・４）下（５・６）前（７・８）と
動かし、足を閉じる

1）前屈は大腿二頭筋が張る程度に曲げ
　 体を起こして腰たたきはしっかり
　 と、体そらしは大殿筋を両手でしっ
　 かり押し込む。
　 首の左右上下運動は、柔らかく静か
　 に行う。

2）腰関節と腰痛予防効果

| 1～4 | 5～8 | 1～4 | 5～8 |

| 1・2 | 3・4 | 5・6 | 7・8 | 1・2 | 3・4 | 5・6 | 7・8 |

（横からみた図）

12．深呼吸（16拍）

左足を左斜め前に出しながら、左手左斜め前、右手を右後ろに伸ばす（1・2）
手・足を戻し（3・4）両手を開いて深呼吸し手を体側に閉じる（5～8）
以上、右斜め前に繰り返す（1～4）両手を開いて深呼吸し手を体側に閉じる（5～8）

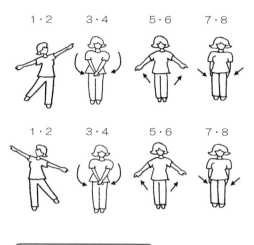

1・2　　3・4　　5・6　　7・8

1）指導のポイント　2）ねらいや効果

1）深呼吸は大きく静かに胸式呼吸と
　できれば腹式呼吸で行う。

2）運動による拍動の増加や早い血液
　循環を静める。

後奏　（16拍）

3　運動負荷の規準

　運動には動作や動きに強度がある。運動する場合、どんな方法で、どの程度の負荷で行うか、少しの原理原則を理解していると長続きもするし、効果も自覚できる。運動しながら効果や体調の改善を実感することが重要だ。

(1)　運動強度の規準となるメッツ

　少子高齢化に伴い市民の健康志向も進み、運動やスポーツへの参加者が増加している。

　しかし、行っている運動がどの程度の強度なのかを理解している人は少ない。最近の運動科学では、運動の強度をメッツという単位で表示する。

① メッツ（Mets）という運動の単位

1メッツは、人間が安静時で1分間に消費するエネルギー（酸素消費量）である。

順天堂大学運動生理学の内藤久士教授に、21世紀自由クラブの運動量の強度を調査してもらった結果を表3-1に示す。

表 3-1　メッツ

	強度の基準 （1分のメッツ量）	時　　間 （分間）	メッツの運動量 （メッツ）
準備運動	2	5	10
ラジオ体操	3	3	9
ストレッチ	2.5	10	25
スクワット	4	10	40
ジョギング	4.5	5	22.5
ユニバーサルホッケー	4	10	40
計		43分	146.5メッツ

（注）　実際の運動では約2時間行うので、この数値の倍の負荷と考えられる。

② 1エクササイズ（Exercise）単位

3メッツ×60分行う運動＝3エクササイズである。

1エクササイズで消費するエネルギー量の計算式は、

$$1.05 \times 1(Ex) \times 体重(kg) = 消費エネルギー(kcal)$$

であり、60kgの人だと、1エクササイズで63kcalのエネルギー消費にあたる。

また、運動・スポーツ・生活活動と運動強度の関係から、1エクササイズ（Ex）に相当する運動や生活活動の関係を表3-2に示す。

表 3-2　エクササイズ

メッツ	運動・スポーツ	生　活　活　動
3	軽い筋トレ20分、バレーボール20分	歩行20分
4	速歩15分、ゴルフ15分	自転車15分
6	ジョギング10分、エアロビックス10分	階段昇降10分
8	ランニング7〜8分、水泳7〜8分	重い荷物運び7〜8分

（注）　エクササイズの資料は厚生労働省「エクササイズガイド2006」より

⑵　運動負荷の強度を測る心拍数

　運動を開始すると心拍数が増えるが、安静状態からどの程度心拍数が増えたか、また、いくつの心拍数になれば何％の運動負荷になったのかを表す判定基準を、表3-3に示す。

　安静時の心拍数は正常で70〜80拍であるから、仮に60歳代の人が運動をして140まで心拍数が上がったとすると、70％の負荷がかけられたことになる。

表 3-3　心拍数による運動強度の判定

強度/年齢	20代	30代	40代	50代	60代	70代	80代
100%	195	185	180	175	170	165	160
90%	180	175	170	165	160	155	150
80%	170	165	160	155	150	145	140
70%	155	150	145	145	140	135	130
60%	145	140	135	135	130	125	120
50%	130	130	125	125	120	120	115
40%	120	115	115	110	110	110	110
30%	110	105	105	100	100	100	100

⑶　健康な青年の心肺機能

表 3-4　運動負荷による心肺のはたらき

	安　静　時	歩　行　時	全力疾走時
脈拍数 （回/分）	60〜70	80〜120	180〜220
呼吸数 （回/分）	16〜20	20〜30	60〜90
換気量 （ℓ/分）	6〜8	14〜25	100〜120
酸素摂取量 （mℓ/分）	250〜300	600〜1000	3000〜4000
心拍出量 （ℓ/分）	3〜4	6〜10	25〜30
1回拍出量 （mℓ/分）	60	80〜100	120〜200

4 ヘルササイズの期待実施回数、時間

　健康のために行うエクササイズと、トレーニングや筋力アップのために行う運動の強度は異なるが、一般的に週2～3日、1日に午前と午後の約30分のヘルササイズを行うのが理想であるが、週1回でも行えば3か月で効果は高まる。

　21世紀自由クラブのプログラムを参考に、運動の材料、回数、時間、強度を勘案して実施することをお勧めしたい。

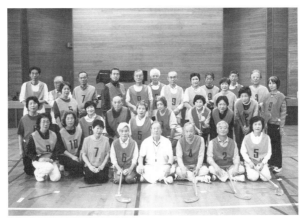

ユニバーサルホッケー大会出場（習志野21世紀自由クラブ）

第 4 章

ヘルササイズの活動拠点

　スポーツ庁の調査によると、一般に高齢者の運動やスポーツ参加は増加の傾向にあるが、仲間との交流をしながらの参加は、最近の 8 年間で33%から16%に減少している。しかし平成30年度の高齢社会白書の報告では、55歳以上からの高齢者健康調査で、健康状態が良いと答えた人の50%以上が散歩やスポーツを行っていると述べている。

1　都市と地方

　高齢者の運動やスポーツ参加の状況は、都市と地方では大きく異なる。

　都市では大きな体育館や企業経営のスポーツクラブやジムが多様なプログラムを提供しているが、地方の人口の少ない町や村では、このような活動のメニューが提供されている施設はない。地方では自治体の行政が、市民の運動やスポーツの拠点づくりを、学校体育館や公共施設、その他広場を利用して行う状況である。

　仮に都市体育館や企業経営スポーツクラブを A 型施設、地方の学校体育館やグランドなどを B 型施設とする。

　筆者の調査では、A 型施設では個人参加型が多く、B 型施設では仲間参加型が多い。A 型施設の参加者は、居住地から施設までの距離は、会社通勤者の参加を除くと約 1 キロ以内が大半を占める。B 型施設では、さらに近距離居住者の利用となる。

　A 型施設の利用者は、通勤途中で遠距離からの利用も可能であるが、運動中のクラブ化は生活の場が異なるために困難である。B 型施設の参加者は、生活の場が近い関係で、仲間やサークルといった集団やクラブ化の傾向が強い。

　習志野市の施設の利用を調べてみると、調査時の利用サークル数は188グループ、この中で運動スポーツの類のサークルは、38グループで約20%である。このサーク

ルは、ほとんどが近隣のメンバーで構成人数は少ない。

　運動の種目は、卓球が多く、次いでバレーボール、バスケットボール、バドミントン、それにヨガなどである。高齢者は、卓球などに集中している。

　総合型地域スポーツクラブも利用しているが、この中に健康体操クラブがあるが、21世紀自由クラブのようにラジオ体操から多様なエクササイズを含み、そして軽スポーツまでも行う、ヘルササイズのサークルは他にない。

　以前、川崎市の施設指定管理者選定委員会の委員をして、市内数か所のＡ型施設のプログラムについて選定評価の判定に加わったことがある。その時には高齢者対象のプログラムがなく、子供や青壮年と同じグループ分けのメニューで行われていたので、高齢者のグループメニューをプログラムに提示するよう提案したことがある。Ａ型施設やＢ型施設でも高齢者対象のプログラムが提供されてきたのは、最近のことである。Ａ型施設とＢ型施設の利用やプログラム、そして運動の種目内容は、都市と地方では一般に同様の傾向と思われる。

2　運動スポーツの場

　最近では単身生活の増加や孤立社会の傾向から、個人で行う自律型の運動やジョギングなどの活動が増加しているが、高齢社会白書によれば他者との対話や交流を行っている人は、運動やからだを動かす機会が多く、健康によいことが示されている。高齢者の運動参加は、個人で行うよりも仲間と、数人のグループで行うほうが楽しく長続きもする。筆者は高齢者参加のグループ化を提唱している。

(1)　グループ化としてのクラブ

　クラブは日本語で倶楽部と書く、倶（友）と楽しむ集まりである。18世紀のイギリスの紳士の社交クラブからはじまって世界に広がり、趣味やスポーツの集まりや団体 組織、最近では大きなスポーツ企業までもクラブと呼ぶことが多くなった。

　クラブとは人の集合体であるが互いの交流があり、対話や社交、コミュニケーションが行われ、気心の知れた仲間意識や所属意識の醸成された結びつきの強い、人間関係の密な活動組織をいう。互いに知り合って親しくなり絆を深める。高齢者の活動では、このようなクラブ化が求められている。

(2)　ドイツのクラブ

ドイツのクラブ調査から見ると、ドイツのクラブはフェライン（Verein）という組織で、協同体組織である。ヨーロッパには、芸術やスポーツの団体が協同体組織で運営されているものが多い。その詳細を述べる紙面はないが、特徴の一つは歴史があることである。マインツ（Rheinland-Pfalz 州 Mainz）のスポーツクラブは、ドイツ第 2 の設立クラブで200年の歴史がある。

マインツは、留学時代には16万人の都市であったが、中央のクラブは大きなレストランを経営、傘下に多種多様な100余のクラブを持ち、マインツ大学に併設されている市民スポーツクラブは、1949年の創立である。

定款には、14条に長老会、22条に学長との契約事項が決められている。また市民は、大学が開放される水曜日の17時からと土曜日の午後、日曜日の 9 時から19時まで、自由に施設の使用が許されて、教授や学生選手の指導も受けられる。さらに日曜日には、グランドの一角に特設カフェテリアが設けられて、市民の飲食休憩の場ともなる。

約半年間、このクラブの夜間の活動に参加し、そのときに教育学部のウイッシュマン教授（Prof. Dr. Berno Wischman）に、100mの直線コースのある体育館でエクササイズの指導を受けた。館内では、約50人のメンバーと一緒に対話や交流が始まり、組んだパートナーがマインツ駅前のカフェのマネージャーであったため、以後このカフェの常連にもなった。他のメンバーとも仲良くなり、クラブ経営の立派なスポーツレストランにも行き、楽しいクラブライフを楽しんだ思い出がある。

特徴として、ドイツのスポーツクラブは、ゴールデンプラン（国民皆スポーツ参加運動）やゲマインデ（共同体）の組織で、半官半民の法的に規定された公営組織になっていることである。したがってクラブの運営は、会費と自治体予算の交付で賄われる。ここで注目するのは、市民参加率の高いことである。

留学当時、西ドイツ11州の人口が7,500万人で、クラブは44,373クラブ、登録人口13,449,905人。会員数が500人以上のクラブが10%、500人までが20%、100人までが60%、100人以下が10%である。登録会員は 2 歳から高齢者までいる。

クラブの運営種目は、 1 種目から16種目クラブまであり、市民の参加率は約22%と高く、市民が多くの運動スポーツを楽しんでいることがわかる。

現在では、さらにクラブ、会員とも増加していると思われる（資料：斉藤定雄著『地域社会におけるスポーツクラブの発展に関する研究2―ドイツクラブ』1981）。

3　クラブづくり

　私達の生活は文化で成り立っている。生活の様式は、すべて文化である。ここで取り上げる運動スポーツも文化の所産である。

　運動やスポーツを楽しむ生活は、文化を享受した生活だといっても過言ではない。社会は高齢化し、フレイル対策の要望の声が高くなってきた今日、市民は積極的に健康の維持向上に、体力強化に努めることが求められる。

　自律的な任意の運動やエクササイズは、個人で実施可能ではある。しかし、スポーツは数人の集団となるため、互いに楽しく行うには数人の仲間が必要となる。この数人の仲間づくりがクラブづくりの始めである。

　地域には、スポーツマンや運動の経験者、それに学校を退職された先生も存在する。近隣の新しい支援交流の場として、指導的人材を発掘して健康運動の仲間づくりを考えたい。

　指導の経験がなくとも、この書の内容を参考にすれば互いに話し合い、考え合ってクラブの立ち上げはできる。文部科学省はスポーツ基本法を制定して、市民の誰しもが参加できる「総合型地域スポーツクラブ」を全国に普及して、市民の参加を求めている。立ち上げれば支援の道が開かれるはずである。

4　クラブ指導者

　ドイツのクラブ指導者と日本のクラブ指導者の違いとして、日本の運動スポーツのクラブ指導者は、体育協会傘下の種目別スポーツの指導者としては少なくないが、シニアや高齢者の運動スポーツの指導者となると探しても見当たらない。それは日本では高齢者クラブの指導者養成が制度的に確立していないからである。

　以前、総合型地域スポーツクラブの立ち上げに参加したが、指導者はスポーツ振興法の体育指導委員のスポーツ推進員が中心となっている。この指導者は地域からの推薦者が多く、残念ながらドイツのような指導資格認定者ではない。

　ドイツのクラブ指導者の養成は、循環型の指導者養成制度として行われている。指導者となるためには、所属するクラブで3年の見習い期間を経て、クラブの推薦で州の定める指導者養成講座に参加する。その養成講座は大学と提携されて、大学の休暇中に開催される。留学中のケルン大学で、この養成講座が行われていた学生寮が受講者で満室だったことを覚えている。そして受講期間中は、仕事に従事している人はフレックスタイムを採用できるという。

　養成講座を受講した指導者は、クラブに戻りライセンスの資格者として指導にあたる。ここで養成される指導者は、スポーツのエリート養成指導ではなく、市民対象の指導者であるから高齢の人も少なくない。

　日本において、1964年開催の東京オリンピックに向けて制定された体育指導委員制度の指導者養成に、市の教育委員会と提携した大学開放講座を開催した経験がある。その当時は、市民スポーツの場を社会体育と呼んでいたが、大学開放の市民スポーツ指導者養成は、画期的な事業として注目された。大学では施設用具を開放し市民に提供し、指導には教授と学生があたり、週3日で2年間にわたった「社会体育指導者養成大学講座」として実施された。

　表4-1はそのプログラムであるが、運動スポーツのための基礎理論や実技の指導理論までがあり、医学部教授からは医学、生理学、解剖学から健康衛生学を、体育学部からの専門教授からは体育理論やスポーツ指導を、それぞれ講義と指導を受け、153人の市民スポーツ指導員が誕生した。

　この養成講座は制度ではないので、実験的講座で終わったが、スポーツ振興には大きく貢献した。ドイツではこのような養成講座が制度となっている。

　詳細は、石河利寛・斉藤定雄編『社会体育指導者ハンドブック』プレスギムナスチカ社（1977）を参照のこと。

5　中高齢者の運動を支える活動

　2022年を過ぎると団塊の世代が、高齢者の仲間入りをする。これと同時に高齢者の健康問題やフレイル対策が、国を挙げての重要な施策となる。

　国立研究開発法人国立長寿医療研究センターや大学の長寿研究者が、フレイル対策の研究に取り掛かる例が増加している。一方では、多くの自治体で栄養指導士や

表 4-1　社会体育指導者養成大学講座カリキュラム

月	回数	時間	講座名（基礎理論）	講座内容（基礎理論）	指導者養成のねらい	講座内容（指導理論）	講座名（指導理論）
6月	1	3	社会的体育指導理論の基礎	習志野市の指導者養成について		［リズム運動の考え方とすすめ方　基本的な動きづくり］	リズム運動の理論
	2	3		現代社会における体育・スポーツの重要性			
	3	3		スポーツ施策と行政		幼児…親子体操　中高年対象　老人対象	キャンプ・ハイク
	4	3		社会体育指導者の任務と役割　地域生活における			
	5	3		スポーツの組織化		研究協議	
	6	3	コミュニティにおける各社会体育のすすめ方	コミュニティ論			
	7	3		スポーツ活動の場の求め方	社会体育の必要性と方法	楽しみを中心とした手軽にできるスポーツ　ジョギング　ボール・ゲーム	簡易スポーツ
7月	8	3		スポーツ指導の心理			
	9	3		発育発達論		研究協議	
	10	3		スポーツ行事の企画と運営			
	11	3		研究協議		運動を中心とした楽しい遊びやゲーム（自由型式による）（対人型式による）（グループ型式による）	遊戯　ゲーム
	12	3	健康体力管理と体育	健康と体力について			
	13	3		スポーツと衛生（健康管理・疾病予防を含む）	社会体育における活動組織の		
	14	3		健康生活と栄養　スポーツと運動処方		研究協議	
	15	3		効果的なトレーニングの方法		動機づけに重きをおいたスポーツ　水泳　選択スポーツ　剣道　柔道　バレーボール　他	選択スポーツ
8月	16	3	体力づくりに関する	運動技術のとらえ方　体力テストとその活用法			
	17	3		体力づくりの指導		研究協議	
	18	3		研究協議	社会体育におけるスポーツ指導技術の向上		
	19	3					
	20	3				自然の理解と野外でのスポーツ活動・キャンプ　キャンプ　オリエンテーリング　ハイキング　他	アウティング　ダンスポーツ
	21	3					
9月	22	3					
	23	3				研究協議	
	24	3					
	25	3					
	26	3					
	27	3				楽しいゲームの創作　用具・ものづくりの動き　からだの機能に…	創作活動
	28	3	社会体育指導の医学的基礎理論	スポーツと応急処置　スポーツ事故処置と救急処置　スポーツマッサージの理論と方法	社会体育の医学的諸問題		
10月	29	3		研究協議		研究協議	
	30	3					
計	30	90					

専門的指導の理論と知識／専門的指導の理論と技術

管理栄養士などが、地域の高齢者対策で医療や介護費用の削減に大きな効果を挙げていることが報じられている。

　これらの食事や栄養管理とともに重要なのが、高齢者へのヘルササイズの指導である。今後は「健康運動指導士」が養成されて、高齢者のヘルササイズの指導相談に加わることが必要となろう。その指導者には、次の心得が必要であろう。

(1)　中高齢者の生活の様態を考慮した指導

　高齢者の生活は孤独になりやすく、家族や近隣との交流も少なくなり、単身生活を余儀なくされる人々も増加する。また、「クラブに参加するのが唯一の楽しみで、家ではテレビとペットだけが相手だ」という人や、「リハビリや術後」という人もいることを考慮して、健常者ばかりではないことを理解していなければならない。

(2)　高齢者の体力、体調、気力、行動力のフレイル化予防の配慮

　60歳頃から体力や体調の衰えが自覚されてくる。この時期からフレイル対策が必要となる。人間には個体差があって健康状態でも一様ではないので、個々に合った運動やエクササイズのメニューが求められる。その対応には、励ましや同調に加え、自由に運動ができ、説明も明瞭で、運動負荷の強弱などがあることなど、幅をもったメニューを提供することが求められる。

(3)　対象者とのコミュニケーション

　指導者は、絶えず対象者であるヘルササイズの実践者に対して、活動の継続や活動の成果、仲間関係などに声かけをしながらコミュニケーションを重ね、互いの信頼関係や指導者として、人としての魅力を与えるような努力をしたい。

(4)　指導者の年齢

　中高齢者のヘルササイズの指導に当たる指導者は、対象年齢に近い年齢の指導者がふさわしいと考える。それは、同輩や同年齢代であれば対象者の体力や体調、老化傾向やフレイル状況が、指導者自身で理解できているからである。

　都市のA型体育館で行われている高齢者を含む健康体操の指導を調査した経験があるが、そのときの指導者は、30代の男性でエアロビクスのような運動メニューで

あったため、メンバーの３割近くが運動についていけないという姿もあった。

　高齢者クラブでは、体力差もあるので無理なメニューは休むのは当然であるが、若い指導者は、高齢者の体調や体力理解に十分に配慮すべきである。

⑸　高齢者に適合する運動メニューの工夫

　運動の構成やメニューには決まりはない。注意するのは運動の種類やエクササイズの回数、頻度、強弱、時間である。

　指導者は、対象者の生活の様態や健康、体力の状況に応じてメニューを選択し、組み合わせて適合した運動負荷を与えることが重要である。そのためには、第３章の「ヘルササイズの処方」を参考にし、第５章の「健康講座」の裏付けを得て行うことを期待したい。

　さらにヘルササイズの効果は、３か月を過ぎたころから表れる。「からだが軽くなった」「脚腰が強くなった」「歩行が楽になった」などと〝実感できる変化〟と、骨や関節、血管、代謝などは〝実感できないが効果〟があり、防衛体力や抵抗力といった〝免疫力や疫学的な効果〟もあることを理解してもらうように指導することが大切である。

　個人や家族で行う場合でも、運動効果への理解は必要である。誰しも60歳を過ぎるころから体力は下降を始める。この衰えを防ぐには、運動の生活習慣は欠かせない。人は百人百様であり、高齢者の体位・体力も一様ではない。高齢者のクラブ指導者として、次の資質を考えて努力していくことが大事である。

・参加してくる高齢者の様態を理解していること。

・高齢者のフレイル状態の理解である。

・からだのしくみや構造の理解を与えながらの指導であること。

・運動の効果を伝え、フレイル予防　疾病予防の理解を与えること。

　最後に付け加えることは、指導者としての人間的な魅力を持つよう努力することである。

第 5 章

健康講座

　ヘルササイズの日は、人員点呼や連絡、健康確認などをし、それが終わってから健康講座を約30分かけて最初に行う。

　主に講座は、健康や体力の改善、疾病予防などの健康問題から、中高齢者の日常の運動やエクササイズが日常生活にいかに役立つのか、また必要であることを理解しながら、ヘルササイズやクラブ活動を行う。

　時には時事問題も取り上げ、ノーベル賞ウィークには、「日本の科学水準とノーベル賞」とか「高齢化社会と医療費問題」といった話題も講座に組み入れる。以下の内容は、17年間のべ170回の講座から最も重要な問題を10講座に集約した。

1　からだのしくみと運動

講座❶──体力

　体力は気候の変化に対応して寒暖を防いだり、空気中の雑菌などから防御する防衛体力と呼ばれる体力と、姿勢を維持したり、運動や身体調整への行動体力に分類される。一覧にすると下記の通りである。

体力の構成要素

体　力
- 抵抗体力（防衛体力）
  - 構造＝組織　器官などの構造　病原体に関する抵抗力
  - 機能＝寒暖や湿度に対する抵抗力
- 行動体力
  - 形態＝姿勢、体格
  - 機能＝エネルギー＝筋力、持久力、瞬発力
  - 制御、調整＝正確性、平衡性、リズム、タイミング

人間には個体差が多く、個人の体力は一様ではない。年齢性別によっても体力は異なる。

　体力で問題なのは、その年齢水準に適応しているか、適応してないかが問われることになる。

(1)　体力を測る

　文部科学省は、スポーツ庁を通して毎年体力テストを実施しているが、2018年の体育の日の発表でみると、2017年度の高齢者の結果が報告されている。

　調査の対象年齢は、6〜79歳までの65,000人から結果を得たという。65歳以上の高齢者世代では、握力、座姿勢での柔軟性を測る前屈、6分間の歩行距離測定など6項目の成績を得点化して表示しているが、65〜69歳の女性と70〜74歳までの男女、75〜79歳までの男女で、合計得点が過去最高となった。

　この結果からみると、「高齢者の生活に時間と経済的な余裕ができ、世代向けのスポーツクラブの増加なども後押しになっている」と調査に当たった順天堂大学・内藤久士運動生理学教授が述べている（2018年10月8日、Y新聞）。

(2)　体力づくり

　体力をスタミナと英語で表現する場合が多いが、スタミナ（stamina）は体力、精力、持久力などと訳され、根気や忍耐力も含む。それでは、体力はどのようにして維持され、強化されていくのか。

① 　体力維持の原則は、運動やヘルササイズを継続することで維持され、継続しないと体力は、すぐに下がりはじめる。

② 　体力、特に持久力は酸素摂取量で決まる。多くを摂取できればスタミナがつく。これは運動を負荷して息切れが深いか浅いかで判断できる。

③ 　体力づくりのスタートは心臓の強化から始める。簡単にできるスタミナづくりは、ランニング。運動選手は、まずランニングで心肺機能を強化する。

④ 　有酸素運動、または無酸素運動のうち、有酸素運動は、普段の呼吸をしながら運動する。

　無酸素運動は、呼吸を止めた状態での運動で、瞬間的に力を発揮する。軽く呼吸ができる状態の運動では、疲労物質が溜まらず運動が持続できるが、呼吸

を止めないと力が発揮できないような運動では疲労物質が溜まり、運動の継続は出来ない。

　有酸素運動は運動一般の方法で、体力アップや健康志向の運動は、この部類に属する運動である。特に持久力や運動持続能力を高めるには、この方法が用いられる。一方、筋力アップや瞬間力、跳躍力などの強化には無酸素運動が利用される。

講座❷──骨と関節

　人間の骨は206個で組み立てられている。頭蓋骨のような丸い骨もあり、または棒状の骨もあり、形や大きさもさまざまだが、最も大きな骨は大腿骨で男性で40センチ、女性で30センチほどの長さがある。骨が繋がる関節の部分には、軟骨があって衝撃を柔げる働きと、関節の動きを滑らかにする役割を果たしている。

　骨には血管が通り、骨芽細胞が送られて化骨が進み、同時に古い骨は破骨細胞が吸収して捨てる。このため骨は絶えず化骨と破骨が進められている。

　骨は重力と大きな関係をもっていることから、宇宙飛行士の無重力状態では骨が減少して弱くなることが明らかにされている。

　ヘルササイズでは、抗重力運動としてジャンプ系の運動は欠かさない。

　関節には５種類の結合があり、車軸関節、球関節、蝶番関節、楕円関節、鞍関節である。簡単にまとめると、

車軸関節：頸椎

球関節：肩関節や股関節

蝶番関節：肘や膝

楕円関節：手首や足首

鞍関節：親指のつけ根

などにある。

　指導者はヘルササイズを行う場合、この構造を理解して無理がなく、しかも可動範囲内には十分に負荷をかけて行う。

① **人体の骨格**

　図 5-1〜5-7 は、Victor Pauchet & Dupret著、東京医科歯科大学教授・佐藤達夫監訳『解剖学 ポケットアトラス』からの引用転載である。

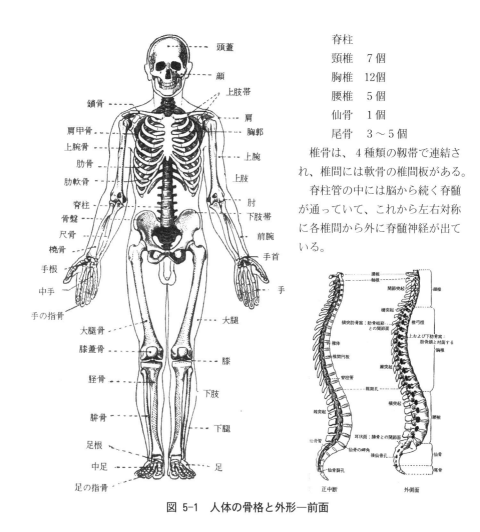

脊柱
頸椎　7個
胸椎　12個
腰椎　5個
仙骨　1個
尾骨　3〜5個

　椎骨は、4種類の靱帯で連結され、椎間には軟骨の椎間板がある。

　脊柱管の中には脳から続く脊髄が通っていて、これから左右対称に各椎間から外に脊髄神経が出ている。

図 5-1　人体の骨格と外形—前面

②　骨格の役割

・人体の形態をつくり、体を支える役割を果たしている。支持機能。

・体を動かす役割を果たしている。運動機能。

・神経通路（脊柱）としての役割を果たしている。

　＊骨は、重力によって成長が支えられ、絶えず生成と消滅が繰り返されている。

　＊抗重力作用がないと、骨は消耗がすすむ（宇宙飛行士の無重力生活）。

講座❸──筋肉

　筋肉は随意筋と不随意筋と分かれるが、臓器の役割から心筋（心臓）平骨筋（胃や腸）骨格筋（骨や顔、舌などの筋）など役割と、ついている場所で３種に区分されている。さらに筋の収縮の違いから遅筋、速筋との区別、また血液の量の多い赤筋と血液量の比較的少ない白筋と２種に分類される。

　赤筋は血液量が多く、少ないエネルギーで長時間活動できる性質をもっている。

　白筋は瞬時に多量のエネルギーを使って、瞬間的に力を発揮するので長続きはしない。人によって赤筋と白筋の量は違うといわれ、運動や競技の種目選びには、この筋量が関係してくるのかも知れない。

　ヘルササイズとの関連では、おもに随意筋の骨格筋、特に腕や脚の筋や胴回り、心肺機能を高める心筋や肺筋の強化も大切である。

　人間の筋肉数は、筋肉系でみると600種にもおよぶといわれ、ラジオ体操ではその400もの筋肉が使用されるという。

　元NHK体操指導者長野信一氏によれば、ラジオ体操第１には３分間で13種類の運動が組み込まれているが、この体操をする場合には、600のうちの400の筋肉を動かしているという。

　21世紀自由クラブのヘルササイズでは、ラジオ体操を含む多くの運動を行うので、ほとんど全身の筋肉を動かすと考えてよい。

　筋力は加齢とともに衰える。60歳代から弱くなり、70歳代から急激に減少する。ただし東京大学の長寿研究グループが、60〜70歳代の20人を対象に、週２回の脚の筋力トレーニングを３か月間続けたところ、太ももの筋力が20％アップしたとの報告もあり、筋力は高齢者でも高めることができる。

講座❹──下肢の筋と上肢の筋

①　下肢の筋

　図を見ながら筋肉を緊張させ、どの筋がどの運動で使われるかを調べる。運動姿勢をとり、筋の緊張を手で触りながら緊張状態を確かめる。

　脚の屈伸運動では、大腿直筋や大腿二頭筋が主に使われることが分かる。足の曲げ伸ばし運動では、ヒラメ筋、腓腹筋などが緊張するのがわかる。腰を下げて行う開脚の伸脚運動では、大腰筋の強化に役立つといわれる。

また運動する時にどの筋肉が使われ、どの筋肉が伸びて、どの筋肉が縮むのかを意識していない。しかし最近は、運動処方という用語が使われ、運動で使用する筋肉を知らなければ運動処方は成り立たないので、図 5-1～5-7 で人体の骨と下肢と上肢の骨や筋肉の名称をみて覚えておこう。

下肢の骨＝大腿骨、脛骨、腓骨、膝蓋骨、足の骨

筋　　　肉＝大殿筋、大腰筋、大内転筋、大腿直筋、大腿二頭筋、腓腹筋、ヒラメ筋、屈筋と伸筋

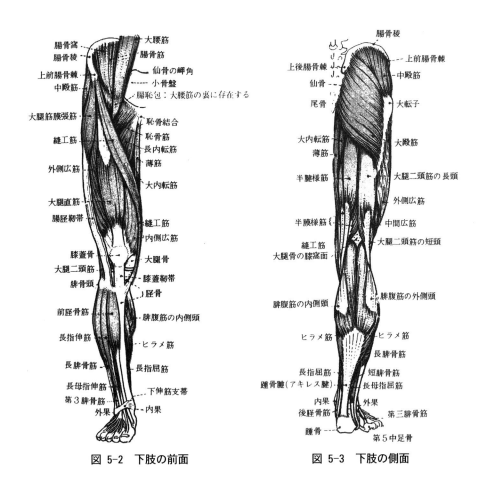

図 5-2　下肢の前面　　　　　図 5-3　下肢の側面

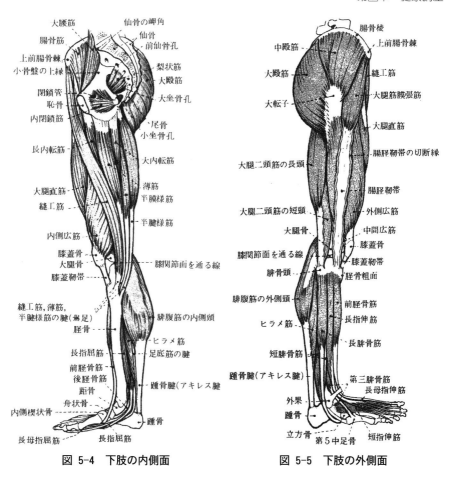

図 5-4　下肢の内側面　　　　　図 5-5　下肢の外側面

②　上肢の筋

　左手を右肩にかけて肘を回し三角筋の動きを確かめる。

　腕の筋力は、上腕三頭筋の強さで決まる。腕を曲げて力を入れると緊張が分かる。手をついて全身を支える状態では、腕全体の筋が使われることも触診で分かる。

　この講座で上肢の筋の所在と名称を覚え、ヘルササイズに役立てる。

　上肢の骨は、鎖骨・肩甲骨に上腕骨が肩関節で固定され、上腕骨に橈骨が肘関節でつながっている。手根関節から先は手骨に分かれる。

　これらの骨とともに上肢の運動を自由に動かしているのが、上肢の筋である。

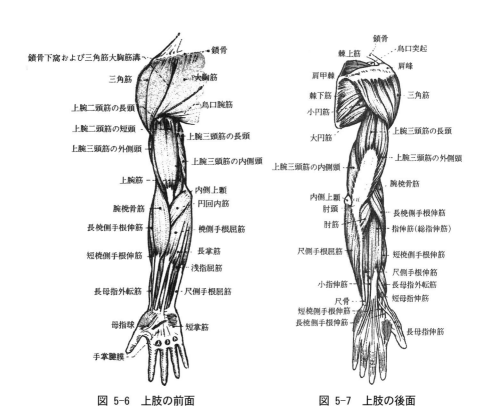

図 5-6　上肢の前面　　　　　図 5-7　上肢の後面

　上肢で覚えておきたい筋は、上部から見ると三角筋、上腕二頭筋、上腕三頭筋、それに橈骨伸筋、屈筋、尺骨の伸筋、屈筋である。また腕を回す回転筋の働きなども大切である。

講座❺──運動と内臓諸器官

　運動は骨や筋肉に大きな影響を与えるばかりでなく、内臓諸器官にも大きな効果をもたらすことが、最近の運動科学研究で明らかになってきた。

　運動の心肺機能への効果があるのは知られたことだが、肝臓機能の活性化や腎臓患者でも歩行や器具体操で病状が改善されるという。

　血管の若返りや血液成分の免疫効果も期待できると報告され、NHKスペシャル「シリーズ　人体」でも放映されたが、この中で運動は脳を活性化して、記憶効果

も期待できると述べていた。

　運動との関連の強い小脳は、大脳の十分の一程度の大きさであるが、大脳から指令を受けると複雑な体の骨格筋に指令を出して、運動を行わせる役割を果たしている。また小脳は練習して覚えた技能的な内容を覚えて、次にはその技能が再現できる。からだで覚えるというのは小脳の働きだという。

　ここで運動と最も関係の深い、心肺機能の問題について考えてみよう。

　心臓と肺は酸素輸送系といわれ、心臓は血液を循環させ酸素、栄養物、ホルモンなどを組織に送り、組織で発生した不要な物質を運び出して体外に捨てる。

　肺は呼吸によって酸素を取り入れてエネルギーを発生して運動の継続を助ける。肺の換気量は、安静時で1分間に約5〜7リットルといわれるが、激しい運動では100リットルを超えるという。この場合、酸素の摂取量が問題となるが、運動で鍛えられると1呼吸での摂取量も増えて呼吸力も高まる。

　心臓は、運動やトレーニングで心筋は強化され、拡大して拍出量も多くなり、酸素供給も拡大する。激しい運動にも耐えるスーパー心臓になっていく。

　運動の効用について、石河利寛・斉藤定雄編『社会体育指導者ハンドブック』プレスギムナスチカ社（1977）から引用し、表5-1としてまとめる。

表 5-1　運動の効用（循環器内科教授 南谷和利の説明記事より）

増　加	減　少
血行の循環	血清資質
心筋効率	中性脂肪
抹消血液分布と環流の効率	コレステロール
繊維溶解能	ブドウ糖耐性
血液量	血圧
ストレスに対する耐性	神経体液性の影響
慎重な生活習慣	精神的ストレス

講座❻──呼吸のしくみと運動

① 呼吸のしくみ

呼吸は安静時で1分間に15から20回。1回の呼吸量は400〜500ミリリットル。1分間には約8リットルになる。1日に換算すると、2リットルのペットボトルで、約6,000本分になる。

呼吸は、肺で行う空気中のガス交換（外呼吸）と、細胞や臓器で行う内呼吸とがある。肺での呼吸は空気中の酸素を吸収し、体内から運ばれてきた二酸化炭素を排出する。内呼吸は、肺で吸収されてきた酸素を細胞や臓器に供給する。この体内での呼吸は組織呼吸ともいう。

この酸素の供給は、肺細胞の酸素分圧が100mmHgに対して、肺動脈内の血液の酸素分圧が40mmHgと低いので、酸素が肺胞壁を通って血液に移行して赤血球のヘモグロビンと結合する。

組織の酵素分圧はさらに低いので、血液中の酸素は毛細管壁を通って組織に移行する。運動は、この作用を強化する。肺は気管支から細い気管支に分かれて、先は3〜6億個あるといわれる肺胞という空気が入った小さな袋が、ブドウの房のように連なっている。

肺には筋肉がなく、自力で拡張収縮はできない。日常は肋骨、肋骨筋、横隔膜の作用と自律神経の働きで、休みなく拡張収縮を続けている。また空気中には、酸素が21％あり、このうちの4％を1回の呼吸で吸収する。安静時の呼吸では、わずかな量である。

運動や競技力向上の運動生理学分野の研究では、運動を負荷して呼吸から摂取する酸素の摂取量を測定して強度や成果を測る。

② 運動と呼吸、疲れ

運動に限らずからだを強く使うと呼吸数は上昇する。それは酸素を補給するためである。

筋肉を動かす運動は、栄養として取り込まれた蛋白質（アデノシン3リン酸）やブドウ糖などが、酸素と結合して燃焼し熱を発生してエネルギーとなる。

大きなエネルギーの必要な運動では多量の酸素が必要となり呼吸が激しくなる。同時に燃焼によって出された乳酸が残り、これが溜まると疲労物質となる。

乳酸は、酸素の補給によって二酸化炭素と水に分解されて排出される。休むと疲

れがとれるのはこのためである。時間が経つと、乳酸は血液によって運ばれ、廃棄されることによって疲れが回復する。

　ヘルササイズでは、運動を負荷し、筋肉、血管、内臓の活性化を図り、疲労が残らず継続できる程度の運動量が適当である。

　呼吸には胸式呼吸と腹式呼吸との方法があって、運動時には腹式呼吸も行う。

講座❼──心臓、血管、血液

①　心臓

　心臓は、血液を全身に送り出すポンプの役割をしている。しかし、どのあたりに位置し大きさや重さを理解している人は少ない。胸のどのあたりにあるのかを知っておけば、心臓マッサージ（心肺蘇生）時に役立つことになる。

　心臓は、胸の中央からやや左にあって、大きさは大人の握り拳ぐらい。重さは、約200から250ｇ。4室に分かれて、流れ込んだ血液を収縮によって全身に送る。

　収縮の回数（拍動）は、安静時で1分間に約70回～80回である。これが運動をすると、約100～200回にも増える。1回の収縮で送り出す量（拍出量）は、約70ミリリットルといわれるが、運動選手などでは、150～180ミリリットルにもなる。普通の日常生活でも、1日の心拍数は10万回を超えている。

②　スーパー心臓

　運動の継続は心臓の強さを高めるが、運動によって心容積が増え、心筋も強化される。運動選手はトレーニングによってスーパー心臓の状態となり、心拍数が約40拍まで下がり、排出量も100ミリリットルまでも多くなるという。

　1分間に110拍程度の運動（人と話のできる程度の運動負荷）を週3回ほど継続すると、スーパー心臓がつくられるということが話題になったこともある。運動選手にはスーパー心臓の持主が多く、激しい運動にも耐えられるからだになっている。

③　血管

　血管は、動脈と静脈と分かれる。動脈は心臓から血液を送り出す圧力を受けるので三層構造になっていて、柔軟性と弾力性をもっている。静脈は圧力を受けないので血管壁も薄い。

　静脈と運動との関連では、血流が重力の影響を受けるので筋力の動きを利用する。

腰から下肢の部分では、筋肉運動によって血液の逆流を防ぐ弁があると説明されている。運動は静脈の血流を助けている作用ともなっている。

④　血管の若返り

　最近では血管年齢を簡単に調べることができるのだという。医療技術の血圧脈波検査で血管年齢が明らかにされるそうである。

　血管は個人差もあるが、60歳頃から老化が始まり、動脈硬化が進むと血流が悪くなったり、高血圧になったりして疾病の元になる。これが運動によって改善される。ヘルササイズを適切に継続すると血管は若返る。

　新小山市民病院院長の島田和幸監修『強い血管をつくる本』（宝島社）によれば、血行促進の有酸素運動やウォーキング、ストレッチなどの簡単なエクササイズで、血管の柔軟性が保たれ若返ると説明されている。

　血管が柔らかくなるのは、運動によって血流が多く強く行われるので血管内壁の内皮細胞がこすり落とされたり、内壁に溜まった粥状のコレステロールなども流されて、血管は柔軟性をとりもどすということである。

⑤　血液

　イ　人間の血液量

　人間の血液量は、体重の13分の1程度の量が体内にある。体重60kgの人体には、約4kg（4000cc）、ペットボトルで2本分の血液が体内を循環している。

　ロ　血液の成分

　血球と血漿に分かれる。血球は赤血球と白血球、血小板で構成され、血漿は淡黄色の液体で90％は水分、10％は栄養老廃物で構成されている。

　ハ　赤血球の生成

　骨髄の中の幹細胞で造られている。成人では椎骨、胸骨、肋骨で造られている。

　ニ　白血球

　白血球は生まれると細胞分裂を繰り返し、好酸球、好塩基球、好中球、マクロファージ、リンパ球などに分化する。

　ホ　血球の生命

　赤血球は、生まれてから100日から120日程度といわれる。

　ヘ　血球の働き

　運動との関係でみれば、赤血球のヘモグロビン（血色素）の酸素の吸収運搬であ

る。運動では多量の酸素を必要とする。その時にヘモグロビンの量が問題となる。ヘモグロビンは、高所順化などで空気中の酸素の少ないところのトレーニングで増える。高所では酸素摂取量を高めるためのトレーニングが行われる。

2　ヘルササイズと予防講座

講座❽――運動と予防

①　老化と関連病の予防

　高齢化とともに老化が進む。老化にはいろいろな因子があるが、主な因子を挙げると筋肉の減少による筋力の低下である。それは体重が減少するので、すぐわかる。筋肉が減少すると歩行も遅くなり歩幅も狭くなる。また老化は、脚からくるといわれる通り、脚力が衰える。

　老化は筋肉、骨格ばかりでなく、血管、神経、内分泌系にも変化が現れ、動脈硬化や神経反射も鈍くなり、認知機能も衰える。呼吸の酸素摂取量も減収するといわれる。

　図5-8は、2017年6月4日の毎日新聞の「老化関連病を理解する」の記事中の図であるが、老化に関連する病気の多いのが分かる。

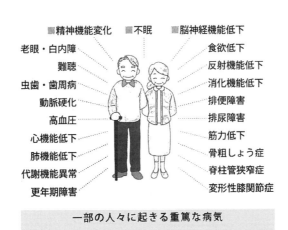

図 5-8　老化関連病（2017年6月4日、毎日新聞記事）

この中の運動器系の老化と神経、循環器系、肺機能、消化器系といった多くの内臓諸器官の老化予防から関連病の予防までを考えると、適度の運動の継続効果は、計り知れないほどである。

② 生活習慣病の予防

生活習慣病の危険因子の主な疾病は、糖尿病、肥満、脂質異常症などである。この症状が脳卒中、脳出血、心筋梗塞、心不全などの合併症を引き起こす。

生活習慣病に対する運動の効果は、まず運動によるエネルギーが糖を消耗して、血糖値を下げるとともに血圧も下げることである。

3か月間、適度の運動を続けると5mmから10mm下がる。脂質のコレステロールも悪玉コレステロール（LDL）が減り、善玉コレステロール（HDL）が増える。

さらに代謝の促進、リンパ球の増加による免疫効果も高まる。これらの運動継続効果は、運動科学や運動の医学的研究から報告されている。

適度の運動は、生活の必需品ともいうべきであろう。

③ ロコモティブシンドロームの予防

ロコモティブ（locomotive＝移動の運動）シンドローム（syndrome 症候群）は、運動器症候群という。主に日本国内で使われる用語である。

ロコモティブとは移動運動の意味で、体を自由に動かすことをいうが、日常生活で朝起きあがるのが辛い、ズボンを立った状態で履けない、うがいをするのに上体が反れない、20分程度の歩行が困難である、などの行動に変化や辛さ、弱さ、衰えを感じてくるとロコモティブシンドローム（運動器症候群）が進んでいる証拠となる。この改善に役立つのが、ヘルササイズである。

脚の筋力強化には、まずスクワットである。膝を浅く曲げる軽い負荷のスクワットから、やや深く曲げて行う負荷をかけたスクワットを20回3セット。それを3〜4分程度行うと良い。

歩行でもやや大股で速めに歩く。跳ぶはねるエクササイズは、骨粗鬆の予防にも適している抗重力運動である。個人で行う筋力トレーニングでは、少し重い物を抱えたスクワットなどがお勧めである。有酸素運動としてジョギングやランニングも継続すれば効果があがる。

その他、公益社団法人日本整形外科学会の発行の『ロコモパンフレット』（2010〜2015年度版）は、椅子やテーブルを利用した運動が掲載されていて参考になる。

④　メタボリックシンドロームの予防

　メタボリック（metabolic＝物質交代、代謝）は、代謝による物質の消化や利用を意味し、シンドローム（syndrome）は症候群と訳される。

　簡単にメタボといえば肥満を意味し、肥満症候群である。正しくは内臓脂肪症候群である。肥満は、物質代謝が上手く進まず、内臓や体内に脂肪が溜まって多くの症状を引き起こす。脳卒中、心臓病、心不全、動脈硬化などの病気を引き起こすことがある。

　イ　肥満度の定義

　肥満は、体の中に脂肪が過剰に蓄積された状態で、1日に16 kcal（砂糖4 g分）を過剰に摂取すると、1年間で体重が1 kg増える。

　ロ　肥満と生活習慣

　肥満の原因は、多くは食べ過ぎ、カロリーの摂り過ぎである。これに運動不足が加わると脂肪過多の体質になっていく。

　内臓肥満の指標は、男性は腹囲85cm、女性は腹囲90cmであり、この数値を超すと注意が必要となる。肥満予防には食の改善と運動の生活化で、脂質の蓄積を防ぐことが肝要である。

⑤　コグニサイズ（認知症予防）

　コグニサイズとはコグニション（cognition＝認識、認知、知恵）とエクサイズ（exercise＝運動）を組み合わせた用語で認知症予防運動と呼ばれている。

　高齢化が進むと認知機能が衰える。これを予防する運動である。運動しながら数字を数えたり、音楽と合わせての運動をしたり、運動しながら簡単な計算をするなどして、脳神経を刺激して行う運動である。

　『頭の体操』（光文社）などの書籍も出版されたり、脳を活性化する機会を増やし、活性化させると認知症予防にもなり記憶も向上するという研究も進められている。

　また、国立研究開発法人国立長寿医療研究センターが開発した、認知症予防運動プログラム「コグニサイズ」の実施が、認知機能の低下を抑制することを明らかにした。

　さらにウォーキングなどの有酸素運動が、認知機能のうち、特に注意力などが改善されるという研究も多く、運動は脳の知的作用にも効果があるという結果も出ている。

⑥　動脈硬化の予防

　動脈には弾力があって、柔軟に柔らかい性質をもっていると説明されているが、高齢化とともに硬化が進む。硬化が進むと高血圧や血管系の病気（脳卒中、脳梗塞、心筋梗塞、心不全など）を引き起こすといわれる。また血管が脆くなって脳出血を起こしたり、クモ膜出血や動脈破裂など重篤な病気や高血圧症状などを併発するといわれている。

　動脈硬化は、脂質のコレステロールが粥状になって血管内に沈着して起こるといわれる。コレステロールには善玉と悪玉の２種類があり、悪玉が増えると血管壁に付着して血流を妨げる。これに血管の筋が硬化すれば血管は脆くなる。しかし血管は、手当と対策で若さを保ち、動脈硬化が予防できると報告されている。

　運動は善玉コレステロールを増やし、血管を柔軟にする効果があって、動脈硬化の予防には最適である。同時に動脈硬化の関連病の予防にもつながるので、一定の知識をもって運動を行うことによって動脈硬化を防ぐことが可能である。

　運動は身体機能や疾病予防にも効果を表すが、運動を長期に継続している人は、若々しく元気であり行動も軽やかなのは、運動効果の結果とみるべきであろう。

⑦　骨粗鬆の予防

　骨は、絶えず化骨と破骨が進んでいるが、骨量のピークは44歳ころで、45歳から骨量が減り始めるといわれる。そして60歳ころから骨粗鬆症状が出始め、70歳を過ぎると骨粗鬆症が発生するという。また、80歳を過ぎると罹患率は50％と予測されている。

　女性は女性ホルモンの関係で罹患率は、男性よりもはるかに多い。骨量の減少問題は重力との関係が深く、骨に重力の負荷をかけないと骨量も減り、脆くなることが明らかになった。骨に重力の負荷をかける方策としては、運動に勝るものはない。骨の主要な成分のカルシウムの摂取も必要だが、抗重力運動として左右跳び、前後跳び、両足同時跳び回転、スキップジャンプなどの跳ぶ、跳ねる運動は、体重の３〜４倍の負荷となるので、ぜひお勧めしたい。

　抗重力運動の効果は、３か月間も継続すれば効果が表れる。

⑧　免疫力と運動

　免疫は、血液中の免疫細胞の働きによって外部から侵入した病原体や細菌毒素などに抵抗して撃退する。その中核になっているのがリンパ球である。

　リンパ液はリンパ管とリンパ節を通って全身を回り、絶えず外敵の攻撃に備えている。リンパ液には約35％のリンパ球が含まれていて、血液の構成部分となっている。このリンパ液は下記の通り血液中の白血球から分化して生まれる。

　イ　免疫細胞

白血球 $\begin{cases} 顆　粒　状—好中球、好酸球、好塩基球 \\ リンパ球—B細胞、T細胞、NK細胞 \\ 単　　　球—マクロファージ、樹状細胞 \end{cases}$

　これらの細胞は絶えず体内をパトロールしたり、異物、ウイルス、異細胞を攻撃して正常な状態に戻す作用をしている。

　ロ　リンパ球の免疫、抗原抗体反応

　白血球から分化したリンパ球は、外敵の細菌を攻撃するキラー細胞であるが、その細胞は、B細胞、T細胞、ナチュラルキラー（NK）細胞の３種類の細胞で構成され、役割分担が決まっている。また、病原菌などの異物（抗原）が体内に入ってくると、その異物と結合する抗体をつくり、異物を無毒化する働きをもつことを抗原抗体反応と呼び、人間にもともと備わっている免疫機能である。

　ハ　免疫力を高める

　免疫力を高めるには、腸内環境を整えることにあるといわれる。免疫細胞は小腸と大腸に70％が集まっていて、小腸には大量のリンパ球があってウイルスなどに対応しているが、栄養となる食品の管理も大切である。

　また、人体の代謝機能を強化することが重要で、運動やスポーツでからだを動かすことで代謝を高め、同時に免疫力も強化されていく。簡単な運動をするだけでも免疫細胞が増えるという説明もある。

講座❾──血管病の予防

　生活習慣病や高齢化、またフレイルは、人間誰にも共通する問題である。少しの注意と運動することで改善もできる。血管病の発症の原因は、動脈硬化から高血圧、脳卒中、心筋梗塞、心不全心臓病などにつながっていく。

　動脈硬化や高血圧は、生活習慣に食の問題や運動の導入で改善できるといわれているので、中高年の早い年代から運動エクスサイズを取り入れていくことが動脈硬化を防ぎ血管病の予防となる。

講座❿──フレイル対策と運動

①　フレイル

　健康な状態を維持し、体の衰えや弱くなった機能を回復して健康寿命の延伸を図ることが、高齢化が進む日本の大きな課題となった。昨今のフレイル対策では、自治体が対策の指導に当たる健康指導士、管理栄養士などを養成して食の改善や運動生活の導入などで、介護費や医療費の削減に大きな成果を上げている。

②　フレイルの予防対策

　内閣府の高齢社会白書によれば、主観的な健康調査のなかで、健康状態が良いと答えた75〜79歳の割合は51%、良くないは26.2%となった。80歳以上になると良い状態の人は減り、良くないと答えている人は3%ほど増える。

　良いと答えた高齢者は、栄養、休養、散歩、スポーツ、健康知識に気をつけるなどの健康対策を講じていることが示されている。男性9年、女性13年のフレイル年齢を健康な状態で維持する対策としては、下記のポイントが指摘されている。

　対策のポイントとして
- 蛋白質の多い食品を摂取
- スクワットなどの筋肉を高める運動
- 普段からの階段や坂道の歩行練習
- 口腔ケアとして歯のチェック
- 他者との対話交流

③　フレイル予防のヘルササイズ

　フレイル予防には、食の問題、体を動かす運動の生活習慣、それに社会とのつながりをつくること。この3つの要件の中で、運動について考えてみよう。

　まず、運動は好き嫌いのある生活行動である。スポーツ好きな子供もいれば、嫌いの子供もいるように、大人も高齢者もそこは同じである。しかしフレイル対策の運動は、好き嫌いではなく、個人が行うか行わないかの問題である。

　70歳を過ぎるとフレイル化が起こる。このフレイル化は適切な運動行動で予防できるので、本書のヘルササイズを参考に取り組むことをお勧めする。

第 6 章

長寿時代を生き抜く知恵

1　長寿時代の到来

　日本人の平均寿命は、厚生労働省の資料によると1946年で男性50.06歳、女性53.96歳であり、それが2016年の統計では、男性80.98歳　女性87.14歳となった。わずか60年で30年も寿命が伸びたのである。50年後の2065年には女性は90歳を超えると、見込まれている。

　この長寿に対して、健康寿命は同じく2016年の統計で男性72.14歳、女性74.79歳であり、この年齢を平均寿命と比べると、男性で9年、女性で13年の開きがある。この9年と13年がフレイル年齢といわれる。健康寿命が延びれば、フレイル年齢は短縮されるのである。

　筋肉は40歳ころから80歳までに、通常2～4割も減少するという。このフレイル現象を防ぎ、高齢者の健康な日常が維持できる生活を確保することが緊急の課題となっている。フレイル年齢を延伸することは、日本の医療費の問題ばかりでなく、国の政策や国力にも影響する問題である。

　健康寿命の延伸は、若い頃からの健康管理が必要で、各個人が取り組むべき課題でもあるが、そのなかで日常、海に潜る海女の体力が注目されている。

　国立研究開発法人産業技術総合研究所が、海女歴平均38年の115人の血管年齢を調べたところ、実年齢より11歳も若かった。65歳で血管年齢が19歳というスーパー海女もいた。1日中からだを使う生活では、このような体力的変化が表れる証明である。

2 　90歳以上200万人

　総務省が2017年に発表した人口推計によると、90歳以上の人口が2017年9月15日時点で、1年前より14万人増えて206万人となり、初めて200万人を突破した。総人口に占める65歳以上の割合は27.7%となり、過去最高を更新した。長寿化に伴って人口の高齢化が進んでおり、高齢者を支える社会の仕組み作りが大きな課題だ。

　70歳以上となると総人口の2割を超えるが、75歳を超えると5人の1人は要介護といわれ、このころから体力も一段と弱くなる。一方、90歳を過ぎても健康で元気に生活している人も増えている。高齢でも元気な人は、何らかの健康獲得への行動をしている場合が多い。

3 　100歳以上7万人

　人生100年という声も聞こえてくる。マスコミも人生100歳時代の到来と報じられている。高齢社会白書（平成30年版）によれば、国は「人生構想会議」を平成29年9月にスタートさせたという。100歳人口は、1963年に153人。1981年には1,000人。1998年に1万人の大台に乗り、2017年に67,824人、2019年に7万人を超えた。

　2023年には10万人を超え、2065年には55万人になると、厚生労働省の推計を伝えている。

4 　長寿時代とコミュニティ

　社会の進歩・発展は、人間の結合や結びつきを捨て、孤立化の傾向に向かう。核家族の誕生から世代が離れ、家族は分散している。孤立生活を可能とする社会になったのである。

　イギリスのマッキーバー（R.M.Maciver）は、コミュニティとは「人々が多目的な生活欲求を充たし、互いの人間接触によって共同生活が営まれる地域的基盤」だといっている。

　地域において多目的な生活欲求を充たす共同生活を再現するには、地域市民が関心をもつ文化活動が大切である。

　健康問題は、そのなかで最も重要で市民共通の関心事である。健康問題を避ける人はいない。よって日本の高齢化社会にあって、健康の効果を期待するヘルササイズに市民が参加することではないだろうか。仲間をつくり、サークルやクラブ化を図り、共同生活を営むコミュニティが求められることになろう。

　個人でも家族でも、今からすぐに活動を始めよう。ヘルササイズで健康を維持することは、個人や家族の幸せにつながる大切な行動なのである。その知恵を出し合うチャンスが到来している。

　この書は、老いも若きもこのヘルササイズ活動を参考に、1日約10〜20分の時間を工夫して、からだの健康獲得のために運動することを期待したものである。

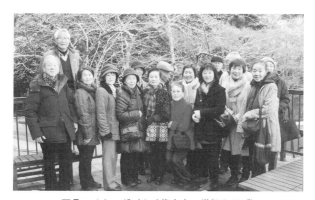

正月ハイキング（八千代中央21世紀クラブ）

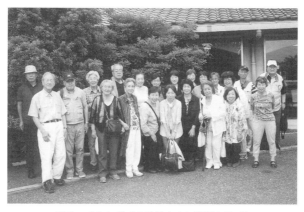

夏のハイキング（八千代中央21世紀クラブ）

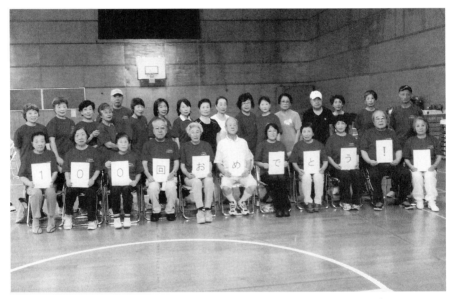

ヘルササイズ100回記念・平成19年7月16日（八千代中央21世紀クラブ）

付章

腕、脚のトレーニング

　ヘルササイズでは、一般化を図るために器具や用具を使用する運動やトレーニングは、プログラムの中に入れていない。特に腕のトレーニングは含まれていないので追加のトレーニングである。

○エクササイズとトレーニングの違い

　エクササイズは運動、訓練、練習などと訳されるが、運動上の用語としては現状の体力を維持したり衰えを防いだり、無理のない筋力強化などに用いられる。

　トレーニングは訓練、練習、しつけ、養成などと訳されるが、トレーニングの用語を使用する場合は、鍛えることで、より強い筋力や体力を要求するために、最高の力を発揮するような訓練をも意味している。

　トレーニングの最高度の練習では、オールアウトといって徹底的に動けなくなるまで練習に負荷をかける場合もある。エクササイズでは、負荷はかけるが現状を維持するか、やや強化する程度の運動で絶対に無理をする負荷はかけない。

　腕は脚に次いで、生活行動や作業で最も多く使われる。その腕には筋がそれぞれの役割を果たしている。三角筋、上腕二頭筋、上腕三頭筋、上腕筋、腕橈骨筋、円回内筋、浅指屈筋、橈側手根屈筋、尺側手根屈筋、尺側手根伸筋、長掌筋、尺側手根伸筋、小指外転筋、指伸筋と手掌も入れると14本の筋で構成されている。

　日常行動の中では、これらの筋肉の力と作用が必要なのである。そこで、下記のトレーニングを加筆して置きたい。

　簡単に個人で負荷できる用具として、市販されている2リットル入りのペットボトルを利用したトレーニングである。ペットボトルは紐で結わえて持ちやすく工夫する。

　①　ペットボトルは、満水にすると2kgの重さがある。重く感じたら水の量を調

節する。半分にすれば、1kgである。

② 腰や脚を痛めてる場合などは、椅子にかけた状態で行う。

③ 一般的な方法として立位で行う。

④ トレーニング方法

　ペットボトルを両手で持ち、

　　・両腕挙げ伸ばし、30回

　　・両手水平開き閉じ、10回

　　・片手交互の頭上挙げ、各10回

　　・両手にペットボトルを持ち、天突きスクワット、10回

　これを基本として、セット数の増減を工夫して行うと効果的である。

　　・両手や片手でペットボトルを持ち、体側や上下に振りまわす事も可能であ
　　　るが、振り回す場合は反動がつくので、ペットボトルは軽くする。肩を痛
　　　めないように、大振りをしないで行う。

　　＊このペットボトルを用いたトレーニングでは、十数本の腕の筋肉が使わ
　　　れ、重さを調節出来る点で腕の筋トレには適している。

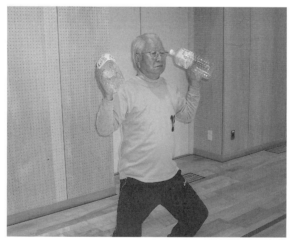

ペットボトルを両手で持ち、両腕挙げ伸ばし

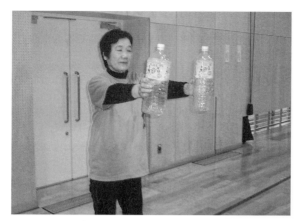

ペットボトルを両手で持ち、両手水平開き閉じ

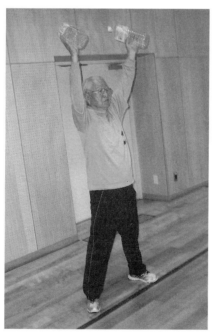

両手にペットボトルを持ち、天突きスクワット

⑤　脚を強くする場合は、ペットボトルに紐の輪を作り、座姿勢の状態で脚を伸ばし、足首にかけて上下動に開閉し、あげた状態で2分こらえるとか工夫するとよい。

⑥　運動負荷や運動にかける時間、強度などは漸進性に注意することが必要である。最初は軽く、次第に負荷を強くして、自身の体力や体調に合わせてトレーニングやエクササイズを実施する。そして効果を確かめる。

⑦　ここでのトレーニングは、筋肉強化が目標なので反復練習を目指す意味でトレーニングの用語を用いているが、エクササイズとして行っても継続すれば効果は表われる。

エピローグ１

◆活動の経過

　この書は、高齢化の進む社会の中で高齢者の健康対策として、ヘルササイズの新たな活動を実験的に行い、その経過を見ようとした一つのプロジェクトの紹介と経過の報告である。

　世界一の高齢化社会を迎えている日本にとって、高齢者の健康問題は深刻の度を増している。５人に１人が要介護の時代となって、健康体力の維持は国をあげての喫緊の課題となっている。

　この課題に応えるために、2002年10月にヘルササイズのクラブを立ち上げて、市の広報で募集したところ、30余人のメンバーが集まりクラブの形態が整った。

　会場は近隣の体育館を利用し、２時間のプログラムを組み、2002年10月16日にスタートした。スタートから10年後に、さらにクラブを立ち上げたが、こちらは総合型地域スポーツクラブの全国組織の一部となっている。

◆ヘルササイズクラブの運営

　当初は、約30人の小さな集団であったが、それでも運営の組織は必要である。各地の体育協会や全国的な組織に属するクラブであれば、既に運営の組織は確立しているので心配はない。しかし任意のクラブや未組織のクラブでは、重要なのは内部組織作りである。

　内部組織とは、集団内の役員組織や係、幹事役といった役割である。クラブやサークルといった集団には指導する中心の人材と、指導を補佐するサブリーダーが必要で、このサブリーダーの行動は集団の成果を左右する。

　クラブの日程や施設の予約、会計の処理などを指導しているリーダーとメンバーとの間に立ってクラブ内の運営を処理していく。運営にとってサブリーダーは重要な役割である。これらの内部組織を充実しないとクラブ運営はうまくいかない。

　またアウトドア活動では、保険の問題、会場の交渉、交通の手配、経費の交渉など、多くの手数を必要とする。とくにメンバーの連絡網を作っておくことは重要だ。

◆活動経過の確認

　ヘルササイズの活動では、活動経過の確認が必要である。年度末にクラブ総会を開いて、役員交代や年間のスケジュールを決定したり、活動の修正をしたりする。特に重要と思われる事項は、年間の活動によって健康や体力の改善効果が実感できたかという確認である。

　また研究活動のような評価はできないが、健康獲得への効果があると感じていることで、継続の意志も強固となる。

◆指導者について

　日本では、世界トップの高齢化社会に突入しているにも関わらず、高齢者指導の継続的な人材確保ができていない。高齢者福祉としての健康管理指導士や管理栄養士の指導が一般的で、自治体でも少しずつ取り組み始めている。

　米国では、その対策として2001年にフレイル規準を作り、フランスではフレイル対策の専門センターがあるという。

　日本においてもフレイル対策として、ヘルササイズ指導者の制度的な養成が急がれるところである。

　特に、高齢者対策の運動指導士とも称すべき人材を養成し、これからの高齢者対策を急がなければならないと考えている。それとともに高齢者自身が健康と幸せのために、この書を参考にしてヘルササイズに取り組むことを期待してやまない。

　この書が多くの方々のハンドブックとしてお役にたてば、これに勝る喜びはありません。

エピローグ2

◆この時にこそ、ヘルササイズを始めよう

　本書執筆中に突然として、新型コロナウイルスの感染が世界を席巻する状況となった。

　ウイルスは飛沫感染で拡大するため、人と人との接触が制限され、必要以外は外出せず、家庭内で自粛生活を要請する緊急事態宣言が出されるに至っている。

　外出を控えた生活が長引けば、ストレスによる健康や体調に負の影響がすぐに現れる。特に中高齢者フレイルの進行が進むばかりでなく、子供や家族への影響も深刻になる。このときにこそ、ヘルササイズが必要となる。

　本書のヘルササイズは、個人でも家庭内でもできる簡単な運動項目が多く盛り込まれている。この時にこそ、ヘルササイズを始めよう。

エピローグ3

・日野原重明著『人生百年　私の工夫』（幻冬社）

　聖路加国際病院理事長日野原重明先生は、ハイジャックの「よど号」事件に遭遇したが、4日後に解放されて第二の人生が与えられた。そこで第二の人生をデザインしようと決心されたという。先生の養生訓は「怠けず」「慌てず」「油断せず」である。

・齋藤　孝著『図解　養生訓』（ウェッジ）

　人の身は父母を本とし、天地を始とす。養生の術まんで、よく身をたもつべし。是人生第一の大事なり。

・黒田杏子著『金子兜太養生訓』（白水社）

　金子兜太という俳人がいる。戦後米軍の捕虜を経て、トラック島から帰国後、筆者と従兄の関係から私の兄の家の一室で同居していた時期がある。「人間何事も自然体でゆったりと構える」のが彼の生活態度であった。

同郷の数人と兜太を囲む「皆野会」という集まりを数年、熊谷で開いていた時の話である。終戦になって帰国するにあたり、

　　　水脈の果炎天の墓碑を置きて去る

「帰ることができ、俺は二度生きることができた。戦友のためにも生きなければならない」として、この句を詠んだという。

　また、80歳を過ぎてから立禅を取り入れ、宇宙の「気」という絶対者から生命力をいただいて生きていると説いた。「気」は宇宙の力であり、健康のもとだというのである。気力をもって生きたいものである。

・新谷弘実著『病気にならない生き方』（サンマーク出版）

米国アルバート・アインシュタイン医科大学教授の7つの健康法。

① 正しい食事

② 良い水

③ 正しい排泄

④ 正しい呼吸

⑤ 適度の運動

⑥ 上手な休息・睡眠

⑦ 笑いと幸福感生活志向

・順天堂医院『仁の養生訓』

1 常に手洗いを励行すべし

2 手ぬぐいは、おのおの専用とすべし

3 咳のときは、マスクをすべし

4 早寝すれども、決まった時間に起きるべし

5 滋養に富む食餌を、バランスよく食すべし

6 急がばまわれ

・新年の挨拶

筆者は「21世紀自由クラブ」の新年の挨拶として、次の養生訓を伝えている。

① 規則的な生活習慣

② 気力と奮起

③ 脳の活用

④ 栄養摂取の知恵

⑤ 運動負荷と休養のバランス

⑥ クラブ内での対話と交流

　自宅で、しかも個人で行うヘルササイズは、一般的に根気がいる。先達の長寿者は、自身の健康獲得に多くの処方を試みていた。

　座していては健康の獲得やフレイル対策は進まない。根気を出して、声をかけ励まし合って、今からヘルササイズを始めよう。

　2020年4月

斉　藤　定　雄

引用・参考文献

安藤幸夫監修『からだのしくみ事典』日本実業出版社（2005）

山本真樹監修『人体のしくみ』日本文芸社（2007）

前川峰雄・梅村清弘（研究報告書、地域社会におけるスポーツクラブの発展にかんする研究 2 西ドイツ＝齊藤定雄）

石河利寛・齊藤定雄編『社会体育指導者ハンドブック』プレスギムナスチカ（1980）

『順天堂大学体育学部30年のあゆみ』順天堂大学

佐藤　滋編『トリムのすすめ』日本経済新聞社（1979）

山崎　元監修『50歳からの体力づくり』大泉書店（2003）

黒田杏子著『金子兜太養生訓』白水社（2006）

齋藤　孝『養生訓』ウエッジ（2012）

新谷弘実『病気にならない生き方』サンマーク出版（2007）

久保田競『スポーツと脳のはたらき』築地書館（1992）

Victor Pauchet & S. Dupret 佐藤達夫監訳『解剖学 ポケットアトラス』（1980）

片岡達雄・　和田光明・今野廣隆・西田明子共著『成人病の予防』学術図書出版社（2004）

小田清一『健康づくりのための運動ハンドブック』第一出版（1991）

日野原重明『人生百年 私の工夫』幻冬社（2002）

内閣府『平成30年版　高齢社会白書』

奥村　康監修『免疫力を上げて一生健康』宝島社（2018）

島田和幸監修『強い血管をつくる本』宝島社（2016）

『NHKきょうの健康　血管の老化を防ぐダイエット』NHK出版（2009）

『NHKきょうの健康　糖尿病』NHK出版（2010）

『NHKきょうの健康　山下静也総監修 メタボリックシンドローム』NHK出版（2008）

野沢秀雄監修『スクワット３分体操』主婦と生活社（2007）

『中高年のやさしい筋トレとストレッチ』成美堂出版（2003）

R. M. Maciver『Community』

学校法人順天堂『順天堂だより　総務部文書・広報課』

資　料

朝日新聞・読売新聞・毎日新聞

◆著者紹介

斉 藤 定 雄 (さいとう　さだお)

1927年　埼玉県秩父郡皆野町に生まれる

1945年　埼玉県立熊谷中学校（旧制）卒業

1950年　東京高等師範学校体育科卒業

1954年　東京教育大学体育学部体育科卒業

1960年　東洋大学大学院社会学研究科修士課程終了（都市社会学専攻）

1973年　順天堂大学教授

1976〜1977年　ドイツ・マインツ大学留学

1993年　順天堂大学名誉教授

主な勤務大学講師

千葉大学、千葉商科大学、明治大学、学習院大学、駿河台大学、自衛隊体育学校

現　在　日本ユニバーサルホッケー連盟・名誉会長

　　　　　千葉県レクリエーション協会・参与

　　　　　習志野市地域総合型中央スポーツクラブ顧問

　　　　　21世紀自由クラブ・会長

叙　　勲　瑞宝小綬章受章（2009年4月29日）

主な著書

『レクリエーション』（共著、世界書院）

『体育の心理』（共著、錦正社）

『健康管理とその科学的基盤』（有隣堂出版）

『社会体育指導ハンドブック』（共著、ブレスギムナスチカ）

『生活機会の社会学』（共著、芦書房）

『現代社会とスポーツ』（共著、不昧堂出版）

『スポーツ社会学講義』（共著、大修館書店）

『地域社会におけるスポーツクラブの発展に関する研究』（共著、サナゲ印刷）

『ユニホック』（斉藤定雄、芦書房）

『フロアーボール』（斉藤定雄監修、不昧堂出版）

『国際フロアーボール規則集』（斉藤定雄監修、日本ユニバーサルホッケー協会）

『ユバーサルホッケー』（斉藤定雄、不昧堂出版）

100 歳時代の到来とフレイル対策
—ヘルササイズのすすめ—

2020 年 6 月 11 日　初版発行　　**定価（本体 1,000 円＋税）**

著　者	**斉 藤 定 雄**
発行者	**宮 脇 陽 一 郎**
発行所	株式会社 **不昧堂出版**
	〒 112-0012
	東京都文京区大塚 2 丁目 14 番 9 号
	電話 03-3946-2345　FAX03-3947-0110
	Email:fumaido@tkd.att.ne.jp
印刷製本	株式会社 **トープラ**

Ⓒ2020 S.Saito
ISBN978-4-8293-0516-4